Ulrike Gonder

KOKOSÖL

FUNKTION, ANWENDUNG, WIRKUNG

INHALT

SIE HABEN NICHTS ZU VERLIEREN!

»Was, wenn es eine Heilung für Alzheimer gäbe,
und niemand wüsste es?«

Dr. Mary Newport, Autorin von »Alzheimer vorbeugen und behandeln«

Die Alzheimerdemenz macht Angst, steht sie doch für alle möglichen negativen Begleiterscheinungen des Alterns: den Verlust der geistigen Leistungsfähigkeit, der Selbstständigkeit, des Denk- und Urteilsvermögens, für das Schwinden von Erinnerungen und irgendwann vielleicht auch des eigenen Ichs. Bei Alzheimer lassen die Hirnfunktionen immer mehr nach, meist beginnend mit Gedächtnisstörungen. Mit den derzeit zur Verfügung stehenden Medikamenten ist diese Krankheit nicht heilbar, bestenfalls lässt sie sich ein wenig aufhalten. Dennoch: Alzheimer und andere Demenzen sind kein unausweichliches Schicksal! Denn das Alter ist zwar der wichtigste Risikofaktor, aber keine Ursache. Immerhin gibt es auch unter den Neunzig- und Hundertjährigen noch viele, die geistig rege und hellwach geblieben sind.

Demenz – vielfältige Ursachen

Noch wird intensiv über die Ursachen der Demenzen und das Geheimnis der gesunden Hochbetagten geforscht. Zu vielfältig sind die Einfluss- und Risikofaktoren. Sie reichen von leicht behebbaren Zuständen wie Wassermangel über die oft unerkannten Neben- und Wechselwirkungen verschiedener Medikamente bis hin zu Drogen- und Alkoholmissbrauch, Schädelverletzungen, Infektionen, Schwermetallbelastungen und Gefäßerkrankungen. Dies alles kann zu chronischen Entzündungen führen, die das Gehirn auf Dauer zusätzlich schädigen.[8, 30]

Vieles, was unser Denkorgan gefährden kann, führt früher oder später zu einem gravierenden Energiemangel. Ohne ausreichend Energie (und Schutzstoffe) sterben die Hirnzellen ab. Rechtzeitig begonnen, lässt sich hier mit der richtigen Ernährung hilfreich eingreifen – sowohl vorbeugend als auch therapeutisch.

Sehr früh, oft schon viele Jahre bevor sich erste Alzheimersymptome zeigen, ist der Zuckerstoffwechsel des Gehirns gestört.[28] Steht den Hirnzellen zu wenig Zucker zur Verfügung, kann die Energiegewinnung ins Stocken geraten. Ohne ausreichend »Brennstoff« funktionieren weder die Signalübermittlung noch die »Müllabfuhr« richtig. Schädliche »Abfälle« (Amyloidplaques) und defekte Zellstrukturen (Neurofibrillenbündel) häufen sich an, und es kommt zu ersten Funktionsausfällen.[7] Irgendwann gehen die Zellen daran zugrunde und das Hirn schrumpft. Doch so weit muss es nicht kommen. Denn die Energieversorgung des Gehirns (und anderer Körperzellen) lässt sich mit einfachen Ernährungsmaßnahmen verbessern.

Kokosöl nährt und schützt

Aufgrund seiner speziellen Zusammensetzung (siehe Seite 22) erwies sich dazu das Kokosöl als äußerst nützlich. Bei seiner Verwertung im Körper entstehen Substanzen (Ketone), die Körper- und Hirnzellen nicht nur äußerst effizient mit Energie versorgen, sondern zusätzlich vor schädlichen Einflüssen schützen. Eine insgesamt fettreichere, kohlenhydratärmere als die üblicherweise empfohlene Ernährung (siehe Seite 36) kann die Effekte des Kokosöls sinnvoll ergänzen. Sofern die Leber gesund ist und keine angeborene Verwertungsstörung für Ketone vorliegt, kann jeder Kokosöl verwenden und sich kohlenhydratärmer ernähren. Ganz besonders lohnt sich dies für Menschen, die aufgrund einer familiären Vorbelastung ein erhöhtes Alzheimerrisiko tragen oder bereits an einer milden Form erkrankt sind.

Die folgende Abbildung zeigt die Zeichnung einer Uhr durch einen Alzheimerpatienten vor und während der Gabe von Kokosöl. Quelle: [25].

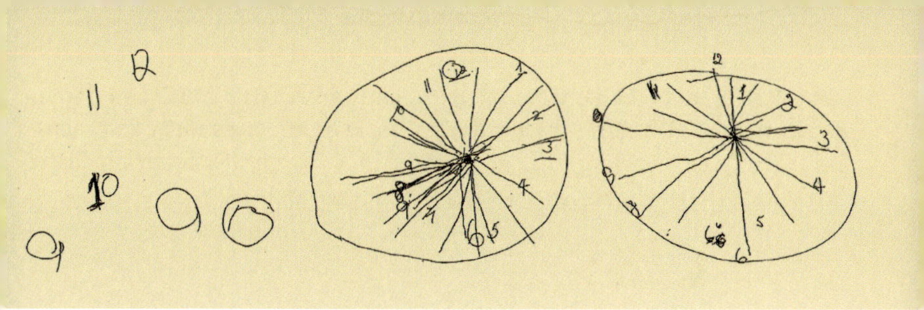

Links: Zifferblatt einer Uhr, gezeichnet einen Tag vor der Einnahme von Kokosöl.
Mitte: Zifferblatt einer Uhr, gezeichnet nach 14 Tagen Kokosöl.
Rechts: Zifferblatt einer Uhr, gezeichnet nach 37 Tagen Kokosöl.

Hinweis für Pflegende und Therapeuten

Allen, die nicht nur sich selbst vor Hirnfunktionsstörungen durch Energiemangel schützen möchten, sondern in der Familie oder beruflich für Menschen mit (beginnender) Alzheimerdemenz sorgen, sei gesagt: Probieren Sie es einfach aus! Setzen Sie täglich Kokosöl ein. Reduzieren Sie nach Möglichkeit zusätzlich die (stark blutzuckerwirksamen) Kohlenhydrate im Essen. Die Ihnen anvertrauten Menschen haben nichts zu verlieren! Sie haben jedoch Lebensqualität und vielleicht auch ein klein wenig Lebenszeit zu gewinnen.

WAS DAS GEHIRN SCHÜTZT

»Ein Grundsatz ist nicht zu widerlegen:
Was gut für das Herz ist, ist auch gut fürs Gehirn.«

Rudolph Tanzi und Ann Parson, US-amerikanische Alzheimerforscher

Unser Gehirn ist relativ groß – größer jedenfalls, als man es für den menschlichen Körperbau erwarten würde. Es wurde im Laufe der Evolution so voluminös. Seine Größe und die damit verbundene Leistungsfähigkeit tragen entscheidend zu unseren geistigen Fähigkeiten, zu unserem Denk- und Urteilsvermögen, zu unserem Menschsein bei. Ein derart großes und leistungsfähiges Gehirn verbraucht jedoch viel Energie.

Und die musste während der Evolution anderswo wieder »eingespart« werden. Aus diesem Grund gingen mit der Vergrößerung des Gehirns bei unseren Vorfahren vor gut zwei Millionen Jahren auch andere körperliche Veränderungen Hand in Hand: Weil mehr leicht verdauliche tierische Nahrung zur Verfügung stand, konnte sich der Verdauungstrakt (vor allem der Darm, aber auch Kiefer und Zähne) zurückbilden, denn nun musste weniger Energie für den Aufschluss grober Pflanzennahrung aufgewendet werden. Diese Energie stand nun für mehr Hirn zur Verfügung. Der gesamte Schädel wurde umgebaut, sodass das Hirn Platz zum Wachsen hatte. Alles das entwickelte sich parallel zu den damaligen Veränderungen in der Umwelt und bei den Nahrungsressourcen und bestärkte sich gegenseitig: Die bessere Nahrung ermöglichte mehr Hirnwachstum. Und mithilfe der größeren Gehirne konnten neue Nahrungsquellen und später auch neue Jagd- und Verarbeitungstechniken entwickelt werden.[12] Hirnentwicklung und Ernährung hingen also schon immer eng miteinander zusammen.

Auch die Gesunderhaltung unseres Oberstübchens hat mit Ernährung zu tun, wenngleich neben dem Essen viele weitere Einflussfaktoren dazu beitragen: Angefangen von der genetischen Variante bestimmter Transporteiweiße im Blut (ApoE), der Bildung und sozialem Engagement über verschiedene Stoffwechselstörungen wie etwa Diabetes, Rauchen, Alkoholkonsum und die Einnahme bestimmter Medikamente bis hin zur körperlichen Aktivität. Zwar ist in diesem Bereich noch einiges unklar und die Qualität der bisher durchgeführten Studien ist nicht besonders gut.[1, 26] Dennoch wissen wir, dass Rauchen, Arteriosklerose (»Gefäßverkalkung«), Diabetes und eine genetische Veranlagung (zum Beispiel die Variante 4 des ApoE-Proteins) das Demenzrisiko erhöhen. Daraus kann man schließen, dass alles, was die Blutgefäße gesund hält, vom Nichtrauchen bis zur Ernährung, auch vor Hirnfunktionsstörungen schützt.

Wichtig, um (Körper und) Hirn möglichst lange gesund und fit zu halten:[10]

- ausreichend Schlaf,
- ein gutes Stressmanagement,
- Stimmungs- und Angststörungen behandeln zu lassen,
- Kopfverletzungen zu vermeiden,
- gesunde Blutgefäße,
- körperliche Aktivität und
- eine gute Ernährung.

Wer körperlich aktiv ist, sei es durch Gartenarbeit, Radeln, Joggen, Schwimmen oder Krafttraining, hat bessere Chancen, auch geistig länger fit zu bleiben.[17] Bewegung verbessert die Durchblutung, hebt die Stimmung, unterstützt das Lernen, trainiert die Gefäße, den Zuckerstoffwechsel und die Fettverbrennung.

Hier kommt auch wieder die Ernährung ins Spiel. Einige Studien fanden einen besseren Erhalt der geistigen Leistungsfähigkeit, wenn viel Fisch, regelmäßig Obst und Gemüse oder eine mediterrane Kost gegessen wurde oder wenn die Versorgung mit bestimmten Vitaminen gut war.[6, 9] Allerdings verliefen Studien, in denen einzelne Vitamine oder Fischölkapseln gegeben wurden, weitgehend enttäuschend.[1] Das zeigt, dass wir noch lange nicht alles über den Zusammenhang zwischen Ernährung und Hirnfunktion wissen. Unstrittig ist jedoch, dass die Ernährung, und hier insbesondere die Fette, eine wichtige Rolle für unsere Hirngesundheit spielen.

Fett fürs Hirn

Unser Oberstübchen ist eine fettreiche Angelegenheit: Seine Trockenmasse besteht zu rund 60 Prozent aus Fett und Cholesterin! Nur 30 Prozent entfallen auf Proteine und gerade mal 10 Prozent auf Kohlenhydrate. Von den Eigenschaften der Fette hängt es ab, wie gut die Hirnzellen funktionieren: wie beweglich die sie umhüllenden Zellmembranen sind, wie schnell Signale weitergeleitet werden, wie viele Nährstoffe und wie viel Sauerstoff in die Zellen gelangen und wie sorgfältig ihre Abfallprodukte entsorgt werden können. Fette sind wichtige Baustoffe, Isoliermaterial und Signalsubstanzen für das Gehirn.

»Hirnschmalz«

Die Fette der Hirnzellmembranen bestehen etwa zur Hälfte aus gesättigten und ungesättigten Fettsäuren. Ungesättigte Fettsäuren machen die Zellmembranen weicher, beweglicher und reaktionsfreudiger, gesättigte Fettsäuren stabilisieren und festigen die Zellmembranen. Beides ist wichtig, und daher benötigen wir verschiedene Fette für unser Hirn: gesättigte und ungesättigte, von denen einige mit der Nahrung zugeführt werden müssen, weil der Körper sie nicht selbst herstellen kann.

Neben dieser Schnittstelle zwischen Essen und Hirnfunktion ist der zweite Punkt die Energieversorgung: Gehirnzellen sind auf eine kontinuierliche Versorgung mit energieliefernden Nährstoffen (und Sauerstoff) angewiesen.

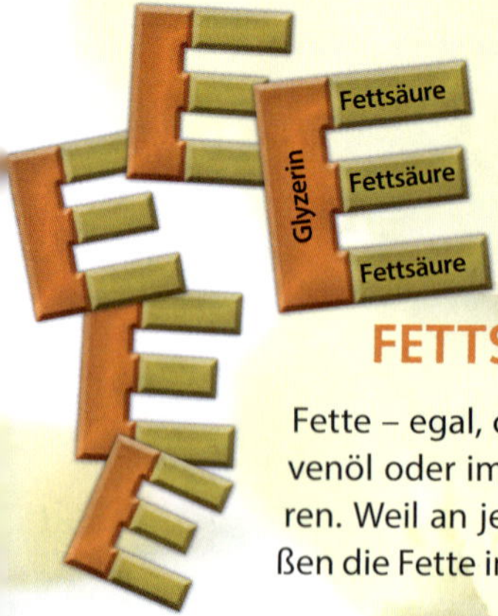

FETTE UND IHRE FETTSÄUREN

Fette – egal, ob jene in der Wurst, im Kuchen, in Kokosfett, Olivenöl oder im Hüftspeck – bestehen aus Glyzerin und Fettsäuren. Weil an jedem Glyzerin meist drei Fettsäuren hängen, heißen die Fette im Fachjargon Triglyzeride.

Fettsäuren können **unterschiedlich** lang und entweder **gesättigt** oder **ungesättigt** sein.

- **Gesättigte Fettsäuren** werden nach ihrer Länge in **kurz-, mittel- oder langkettige** eingeteilt. Sie kommen von Natur aus vor allem in Butter, Butterschmalz, Sahne, Käse, Kokos- und Palmkernfett vor. Pflanzenöle enthalten ebenfalls einige Prozent gesättigte Fettsäuren, und unser Körper kann sie auch selbst herstellen.

- **Ungesättigte Fettsäuren** weisen eine oder mehrere besonders reaktionsfreudige Stellen (Doppelbindungen) auf. Ungesättigte Fettsäuren dominieren in flüssigen Pflanzenölen, aber auch in Schweine- und Geflügelschmalz sowie in Fischfett.

- Je nachdem, wo sich die Doppelbindungen befinden, unterscheidet man **Omega-3-** von **Omega-6-Fettsäuren.** Dies ist wichtig, weil die beiden Fettsäurefamilien unterschiedliche, teilweise sogar entgegengesetzte Wirkungen im Körper entfalten.

- Fleisch, Eier und Fischfett enthalten hoch ungesättigte Fettsäuren (vier bis sechs Doppelbindungen), die vor allem für das Gehirn und für die Blutgefäße von großer Bedeutung sind. Dazu gehören die beiden Omega-3-Fettsäuren **EPA** (Eicosapentaensäure) und **DHA** (Docosahexaensäure) sowie die Omega-6-Fettsäure **ARA** (Arachidonsäure).

Nervennahrung Zucker?

Unsere Hirnzellen verbrauchen etwa ein Viertel der täglichen Kalorienmenge – obwohl das Gehirn nur etwa zwei Prozent des Körpergewichts ausmacht. Dieser hohe Energiebedarf lässt sich leicht mit Traubenzucker (Glukose) decken: Es befindet sich immer eine gewisse Menge davon im Blut, und wenn wir Zucker oder Stärke essen, erhöht sich schon bald darauf der Blutzuckerspiegel. Zudem haben die meisten Fettsäuren keinen Zutritt zum Hirn, sodass sie als Energiequelle für Hirnzellen ausscheiden. Aus diesem Grund gilt Zucker landläufig als »Nervennahrung«.

Ein durchschnittliches Menschenhirn verbraucht etwa 120 bis 150 Gramm Traubenzucker täglich. Daraus wird fälschlicherweise gerne geschlossen, wir müssten viele Kohlenhydrate essen, insbesondere stärkereiche Lebensmittel wie Brot, Nudeln, Müsli oder Reis. Da Stärke aus langen Traubenzuckerketten besteht, die im Zuge der Verdauung im Körper aufgespalten werden, gelangt auch sie in Form von Traubenzucker ins Blut. Häufig heißt es, dies sei notwendig, um unser Hirn kontinuierlich mit »Brennstoff« zu versorgen. Doch diese Denkart führt in die Irre – im doppelten Wortsinn.

Unser Körper kann den benötigten Traubenzucker selbst herstellen. Zu diesem Zweck »verzuckert« die Leber vor allem Eiweiß. Der Vorgang heißt im Fachjargon Glukoneogenese, auf Deutsch Traubenzucker-Neubildung. Mit ihrer Hilfe können pro Tag rund 130 Gramm Glukose erzeugt werden, also ein Großteil dessen, was das Gehirn verbraucht. Diese Traubenzucker-Neubildung der Leber sorgt jede Nacht, wenn wir schlafen und nicht essen können, dafür, dass unser Hirn genügend Treibstoff bekommt. Auch wenn wir nur wenige Kohlenhydrate essen, springt sie ein. Wir müssen uns also NICHT kohlenhydrat- oder gar zuckerreich ernähren, um unser Nervenkostüm mit ausreichend Energie zu versorgen.

Der zweite Irrtum beginnt genau hier: Unser Hirn liebt zwar den Traubenzucker, aber nicht, weil es auf ihn alleine angewiesen wäre, sondern weil es bei der heute üblichen Ernährung kaum andere Treibstoffe bekommt. Die gibt es, und sie sind dem Traubenzucker in einigen Punkten sogar überlegen.

Ketone: Super-Treibstoff fürs Oberstübchen

Das Gehirn kann – ebenso wie Herz und Muskeln – seine Energie auch aus sogenannten Ketonen gewinnen. Korrekter wären diese Substanzen mit Ketonkörpern bezeichnet; der Kürze und Lesbarkeit halber bleiben wir hier jedoch bei dem Begriff Ketone.

Chemische Namen der Ketone

- beta-Hydroxybuttersäure
- Azetoazetat
- Azeton

Ketone entstehen aus Fettsäuren, vor allem in der Leber. Die Fähigkeit des Körpers zur Bildung von Ketonen hat uns in Hungerzeiten seit jeher das Leben gerettet und unser Hirn wach gehalten: Wenn es nichts zu essen gibt, müssen wir die Energie zum Leben und Denken aus körpereigenen Reserven, den Fettdepots, bestreiten. Zwar sind in Muskulatur und Leber auch ein paar Kohlenhydrate gespeichert. Doch mit ihnen kämen wir höchstens ein bis zwei Tage über die Runden. Also werden Fettpolster abgebaut und die Fettbausteine – Glyzerin und Fettsäuren – ins Blut freigesetzt. Das Herz, die Muskeln und die meisten anderen Organe können bequem Fettsäuren zur Energiegewinnung verbrennen. Bis ins Hirn können die meisten Fettsäuren aber nicht vordringen. Dessen Energieversorgung muss folglich anders bewerkstelligt werden. Aus diesem Grund aktiviert die Leber (und die Niere) bei Nahrungskarenz zunächst ihre Zuckerproduktion und bastelt aus Eiweiß (und aus dem Glyzerin der abgebauten Fette) neuen Traubenzucker. Das ist jedoch kein Dauerzustand, denn in einer längeren Hungerkrise wären die wertvollen eiweißreichen Strukturen des Körpers wie Muskeln und andere Organe bald aufgebraucht. Deswegen beginnt die Leber bald, aus Fettsäuren Ketone herzustellen. Dadurch kann sie die Zuckerneubildung aus Eiweiß auf ein erträgliches Maß herunterfahren.

Die in der Leber im Zuge der Fettverbrennung fabrizierten Ketone können alle anderen Organe zur Energiegewinnung nutzen, auch das Gehirn. Damit bleiben Körper und Hirn auch ohne Nahrungszufuhr eine ganze Weile voll leistungsfähig.

Ketose und Ketoazidose: Vorsicht, Verwechslungsgefahr!

Vielen Ärzten und Ernährungsexperten gilt die Ketonbildung in der Leber als etwas Gefährliches, das tunlichst vermieden werden sollte. Diesem Irrtum liegt eine Verwechslung zugrunde: Denn neben der völlig natürlichen, harmlosen und nützlichen Ketonbildung (Ketose) gibt es noch die überschießende, krankhafte Ketoazidose, die als Komplikation vor allem bei Typ-1-Diabetikern gefürchtet ist. Spritzen sie zu wenig Insulin, sinkt der Insulinspiegel so stark, dass ihre Fettzellen das Fett nicht mehr halten können (was nebenbei bemerkt sehr eindrücklich den Einfluss des Insulins auf die Fettzellen zeigt). In der Folge strömen sehr viele Fettsäuren auf einmal in die Blutbahn, gelangen zur Leber, wo sie in Ketonkörper umgewandelt werden. Die großen Mengen, die in dieser krankhaften Situation entstehen, können vom Körper jedoch nicht verarbeitet werden. Sie reichern sich im Blut an und übersäuern es. Diese lebensgefährliche Ketoazidose hat jedoch mit der lebenserhaltenden, milden bis moderaten Ketose beim Fasten oder bei kohlenhydratarmer Ernährung nichts zu tun (siehe auch Tabelle Seite 21).

Die Hirnzellen benötigen zwar ein paar Tage, um ihren Energiestoffwechsel von Traubenzucker auf Ketone umzustellen, und in dieser Zeit können auch schon mal Kopfschmerzen auftreten. Doch ist der »Switch« einmal vollbracht, klappt das wunderbar. Denn Ketone sind nicht irgendein billiger Ersatztreibstoff: Die bekannten amerikanischen Fett- und Ketonforscher George Cahill und Richard Veech bezeichnen die Ketone als »Super-Treibstoff« fürs Hirn, der besonders effizient und »sauber« verbrennt.[3]

Nähr- und Schutzstoffe

Ketone können nicht nur Energie bereitstellen. Sie wirken auch neuroprotektiv. Das bedeutet, dass sie Nervenzellen vor vielerlei Angriffen schützen können, zum Beispiel vor aggressiven freien Radikalen,[22] die als Auslöser diverser Hirnfunktionsstörungen gelten. Zudem scheinen Ketone auch die Regeneration bereits geschädigter Nervenzellen zu fördern. Darauf deuten zumindest Laborversuche hin, in denen es unter dem Einfluss von Ketonen zur Bildung eines hirnspezifischen Wachstumsfaktors (BDNF) kam, der vermutlich vor Alzheimer schützt.[8]

Ketone – gegen Epilepsie und Krebs

Dass Ketone Hirnzellen schützen und nähren können, weiß man im Grunde seit rund 100 Jahren. So lange werden ketonbildende (= ketogene) Ernährungsformen bereits mit gutem Erfolg zur Behandlung epileptischer Krampfanfälle eingesetzt – auch wenn man anfangs natürlich noch nichts von der Existenz der Ketone wusste.

Neuere Forschungen beschäftigen sich mit den Vorteilen einer ketogenen Ernährung für Krebspatienten. Hintergrund ist die Beobachtung, dass Ketone gesunde Zellen ausgezeichnet mit Energie versorgen, dass die meisten aggressiven Krebszellen jedoch nicht viel mit ihnen anfangen können.[18]

Aufgrund ihrer günstigen Eigenschaften werden Ketone beziehungsweise eine ketonbildende (= ketogene) Ernährung als hilfreich zur Behandlung vieler krankhafter Zustände diskutiert, erforscht und teilweise auch bereits mit Erfolg ausprobiert, zum Beispiel bei:[8, 18, 25]

- Alzheimerdemenz,
- altersbedingten Gedächtnisstörungen,
- der Parkinsonkrankheit,
- amyotropher Lateralsklerose und multipler Sklerose,
- Krebserkrankungen,
- Schäden durch Alkoholmissbrauch oder Schlaganfall,
- Schädel-Hirn-Trauma,
- Diabetes Typ 1 und 2 sowie Prädiabetes (metabolisches Syndrom),
- polycystischem Ovarsyndrom (PCOS),
- Morbus Cushing und chronischen Krankheiten, die eine Kortisonbehandlung erfordern,
- Glykogenspeicherkrankheiten und seltenen Gendefekten im Glukosetransport.

Wichtig: Es gibt auch seltene angeborene Störungen der Ketonbildung und Ketonverwertung. Bei Lebererkrankungen kann die Ketonbildung ebenfalls gestört sein. In diesen Fällen darf keine ketogene Ernährung eingehalten werden. Daher sollte vor einer Ernährungsumstellung ärztlich abgeklärt werden, ob eine solche Störung vorliegt.

Unser Hirn braucht also verschiedene Fette, auch im Kampf gegen Alzheimerschäden: Vorbeugend braucht es vor allem mehrfach ungesättigte Omega-3-Fettsäuren, die entzündungshemmend wirken und für elastische Zellmembranen sowie eine schnelle Reizleitung sorgen.[11] Sobald erste kognitive Beeinträchtigungen eintreten, braucht es Ketone, die auch bereits geschädigten Hirnzellen genug Energie bereitstellen.[25]

Die zur Ketonbildung benötigten Fettsäuren bekommt die Leber beim Fasten aus dem Abbau körpereigener Fettpolster. Ebenso gut kann sie jedoch auch Nahrungsfette dafür nutzen. Das ist spannend für alle, die ihr Hirn vor Alzheimerschäden schützen möchten, aber verständlicherweise nicht hungern wollen. Die direkt aus Nahrungsfetten gebildeten Ketone sind besonders wichtig für all jene (betagten) Menschen und Demenzpatienten, die oft genug so mager sind, dass ein (weiterer) Fettabbau weder möglich noch erwünscht ist.

Sie können die Vorzüge der Ketone als Hirntreibstoff nutzen, indem sie regelmäßig jenes Fett essen, das von der Leber besonders gut und schnell, und vor allen Dingen weitgehend unabhängig von der übrigen Ernährung in Ketone umgewandelt wird: Kokosöl!

Ketonmengen im Blut

Bedingungen, die zur (nützlichen) Ketose führen	**Ketonkörper im Blut (nur beta-Hydroxybutyrat)**
nach 90 Minuten laufen	0,25 mmol/l
nach Verzehr von Kokosöl und/oder MCT-Öl*	0,25–0,5 mmol/l
bei streng kohlenhydratarmer Diät (< 50 g täglich)	1–3 mmol/l
bei klassischer ketogener Diät (Epilepsie-Diät)	2–5 mmol/l
nach zwei- bis zehntägigem Hungern	2 –7 mmol/l
bei lebensgefährlicher Ketoazidose v. a. Insulinmangel bei Typ-1-Diabetes	bis 25 mmol/l

Quelle: modifiziert nach [4] und [25]

* siehe Seite 29

DARUM KOKOSÖL!

»Wenn irgendein Nahrungsmittel als Brainfood [Hirnnahrung] bezeichnet werden könnte, dann wäre es Kokosöl.«

Dr. Bruce Fife, Autor von »Stopp Alzheimer!«

Das Öl der tropischen Kokosnuss ist etwas ganz Besonderes: Es besteht zu rund 90 Prozent aus gesättigten Fettsäuren – deswegen ist es lange haltbar und bei Zimmertemperatur fest. Von diesen gesättigten Fettsäuren sind zwei Drittel mittelkettige Fettsäuren (mit nur sechs bis zwölf »Kettengliedern«), die über eine Reihe besonderer Eigenschaften verfügen. Diese mittelkettigen Fettsäuren sind entscheidend für den gesundheitlichen Wert des Kokosöls – und für die Ketonbildung!

Vor dem Hintergrund, dass (gesättigte) Fette vielfach immer noch als ungesund oder gar als schädlich angesehen werden, kann dies nicht genug betont werden.

Fettsäuren in nativem Kokosöl

Kohlenstoffatome »Kettenglieder«	Name	Anteil (gerundet)
mittelkettige gesättigte Fettsäuren		
6	Capronsäure	0,4 %
8	Caprylsäure	6,6 %
10	Caprinsäure	6,3 %
12	Laurinsäure	48,2 %
	Summe mittelkettige gesättigte Fettsäuren	**61,5 %**
langkettige gesättigte Fettsäuren		
14	Myristinsäure	18,4 %
16	Palmitinsäure	9,2 %
18	Stearinsäure	3,2 %
20	Arachinsäure	< 0,1 %
22	Behensäure	< 0,1 %
24	Lignocerinsäure	< 0,1 %
	Summe langkettige gesättigte Fettsäuren	**30,9 %**
einfach ungesättigte Fettsäuren		
16	Palmitoleinsäure	< 0,1 %
18	Ölsäure	6,2%
20	Eicosensäure	< 0,1 %
22	Erukasäure	< 0,1 %
	Summe einfach ungesättigte Fettsäuren	**6,3 %**
mehrfach ungesättigte Fettsäuren		
18	Linolsäure (Omega-6)	1,2 %
18	Linolensäure (Omega-3)	< 0,1 %
	Summe mehrfach ungesättigte Fettsäuren	**< 1,3 %**

Quelle: Labor Dr. Scheller, Augsburg

Wichtig: Da Kokosöl nur sehr wenige mehrfach ungesättigte Fettsäuren enthält (die der Körper benötigt), sollte es trotz aller Vorteile nie das einzige Öl in der Küche sein, sondern durch Omega-3-reiche Lebensmittel wie zum Beispiel Rapsöl, Leinöl, Hanföl, Walnussöl, fette Fische, Fleisch, Milch oder Eier von Weidetieren ergänzt werden.

Die Fette, die wir essen, gelangen auf verschiedenen Wegen zu den Körperzellen. Langkettige und ungesättigte Fettsäuren, wie sie in den meisten Pflanzenölen, in Speck, Schmalz und Nüssen dominieren, müssen im Darm aufwendig aufbereitet werden. Ihre Verdauung erfordert Gallenflüssigkeit und fettspaltende Enzyme. Bis sie vom Darm zur Leber gelangt sind, vergeht viel Zeit. Ganz anders ergeht es den mittelkettigen Fettsäuren, die im Kokosöl vorherrschen – sie sind viel leichter und schneller verwertbar. Sie können auch ohne Gallenflüssigkeit und Verdauungsenzyme von den Darmzellen aufgenommen werden.[13] Daher gelten mittelkettige Fettsäuren schon lange als diätetische Lebensmittel, die zur Behandlung von Fettverdauungsstörungen und Enzymmangelzuständen eingesetzt werden. Vom Darm aus gelangen sie auf direktem Weg zur Leber.

Ketonquelle Kokosöl

Mittelkettige Fettsäuren nutzt die Leber direkt zu ihrer eigenen Energieversorgung, und einen Teil davon wandelt sie unverzüglich in Ketone um. Genau das macht Kokosöl so besonders und so interessant für die Hirngesundheit! Es fördert die Ketonbildung, ohne dass eine strenge ketogene Ernährung nötig wäre. In ersten Tests bei Patienten mit milder bis moderater Alzheimerdemenz genügte schon die einmalige Gabe von 40 Gramm mittelkettigen Fettsäuren, um deren Ketonpegel im Blut innerhalb von zwei Stunden messbar zu erhöhen. Und: Je mehr Ketone die Probanden im Blut hatten, umso besser schnitten sie in einem Test ihrer geistigen Leistungsfähigkeit ab.[14]

Kein anderes der üblichen Nahrungsfette oder Pflanzenöle liefert so viele mittelkettige Fettsäuren wie Kokosöl! Deswegen ist es ideal für die Ketonbildung und für die Energieversorgung. Davon profitieren die besonders empfindlichen Hirnzellen vor allem dann, wenn sie in ihrem Stoffwechsel bereits beeinträchtigt oder durch Sauerstoffmangel oder aggressive Substanzen (freie Radikale) angegriffen sind. Ketone verbessern darüber hinaus die Sauerstoffzufuhr zum Gehirn, und sie erzeugen mit weniger Sauerstoff mehr Energie als Traubenzucker. Zugleich fallen bei der Ketonverwertung weniger »Abfallprodukte« als bei der Glukoseverbrennung an. Deswegen werden sie auch als effizienter und sauberer Super-Treibstoff bezeichnet.[2,3,15]

Auch das Milchfett von Rindern, Ziegen und Menschen enthält viele kurz- und mittelkettige Fettsäuren. Sie erreichen jedoch bei Weitem nicht die Spitzenwerte des Kokosöls für mittelkettige Fettsäuren. Lediglich das Palmkernöl kommt auf vergleichbare Werte, sodass es zur Versorgung mit mittelkettigen Fettsäuren ähnlich gut geeignet ist. Aufgrund seines delikateren Geschmacks ist Kokosöl jedoch vielseitiger einsetzbar.

Kurz- und mittelkettige Fettsäuren in verschiedenen Lebensmitteln

	pro 100 ml
Kokosöl	55–60 g
Palmkernöl	50 g
Butter aus Ziegenmilch	16 g
Butter aus Kuhmilch	11 g
Ziegenkäse	6,6 g
Feta	4,6 g
Crème double	4,3 g
Rahmkäse	3,3 g
Mozzarella	2,6 g
Ziegenmilch	0,7 g
Säuglingsanfangsnahrung	0,4 g
Kuhmilch, vollfett	0,4 g
Muttermilch	0,3 g
Hüttenkäse	0,3 g

Quelle: modifiziert nach [25]

Wie viel Kokosöl?

Der amerikanische Ernährungs- und Kokosölexperte Dr. Bruce Fife empfiehlt Menschen, die bereits klare Symptome einer degenerativen Hirnerkrankung wie Alzheimer zeigen, täglich mindestens fünf Esslöffel (74 ml) Kokosöl zu verzehren.[8] Ziel dieser Maßnahme ist es, den Ketonspiegel im Blut so weit zu erhöhen, dass die Hirnzellen stets genug Ketone erhalten, um ihre Energieversorgung sicherzustellen und sich vor Schäden zu schützen. Vorbeugend empfiehlt Fife täglich zwei bis drei Esslöffel Kokosöl. Das Kokosöl kann entweder zur Essenszubereitung verwendet oder direkt vom Löffel gegessen werden. Zwei der von Bruce Fife für Patienten empfohlenen fünf Esslöffel Kokosöl sollten zum Frühstück gegessen werden, die übrigen drei Esslöffel können beliebig zwischen Mittag- und Abendessen verteilt werden.

Wichtig: Ist der Körper größere Fettmengen nicht (mehr) gewohnt, muss er erst (wieder) lernen, sie zu verarbeiten. Dies kann einige Tage dauern, manchmal auch länger. Anfangs kann die Darmtätigkeit durch die erhöhte Fettzufuhr stark angeregt werden. Es ist daher sinnvoll, zunächst mit maximal einem Esslöffel Kokosöl täglich zu beginnen. Falls Durchfälle auftreten, sollte die verzehrte Menge bis zur Verträglichkeit verringert werden, um sie dann allmählich wieder zu steigern.

Tipp: Wo Gewichtszunahmen unerwünscht sind, sollte das Kokosöl anstelle anderer Fette zum Einsatz kommen. Noch günstiger wäre es allerdings, einen Teil der Kohlenhydrate durch Kokosöl zu ersetzen, zum Beispiel weniger Brot, Kartoffeln oder Süßgetränke zu verzehren und dafür mit Kokosöl zu kochen oder braten.

Die amerikanische Ärztin Dr. Mary Newport, deren Ehemann früh an Alzheimer erkrankte und die ganz entscheidend an der Entdeckung der günstigen Wirkungen des Kokosöls beteiligt ist, empfiehlt Patienten, mit einem Teelöffel pro Mahlzeit zu beginnen und die Menge dann langsam zu steigern.[25] Je nach Körpergröße geht auch sie von einer täglichen Menge von vier bis sechs Esslöffeln Kokosöl aus, die bei Hirnleistungsstörungen mit verminderter Zuckerverwertung im Gehirn angestrebt werden sollte. Allerdings weist sie auch darauf hin, dass nicht jeder diese großen Mengen verträgt.

Hochwertiges Kokosöl steckt auch in anderen Kokosnussprodukten, die anstelle reinen Kokosöls verwendet werden können und für mehr Abwechslung sorgen. Ein Esslöffel Kokosöl entspricht in etwa:[25]

- 4 bis 5 Esslöffeln unverdünnter Kokosmilch
- 2 bis 3 Esslöffeln Kokosraspeln
- einem Stück frischer Kokosnuss von etwa 5 x 5 cm

Kokosöl oder MCT-Öl?

Fette, die ausschließlich aus mittelkettigen Fettsäuren bestehen, werden auch mittelkettige Triglyzeride oder MCTs genannt (vom englischen Medium Chain Triglycerides). Spezielle MCT-Öle sind seit Langem im Handel, es sind aus Kokos- und Palmkernöl hergestellte Konzentrate mittelkettiger Fettsäuren. MCT-Öle werden in der Leber ebenfalls rasch in Ketone umgewandelt. Die Ketonspiegel im Blut steigen nach MCTs schneller an als nach Kokosöl und erreichen bereits nach 90 Minuten ihren Höchststand. Danach fallen die Ketonwerte aber auch schnell wieder ab. Bei Kokosöl steigen die Ketone über drei bis vier Stunden an, und sie halten länger vor.[25] Um das Gehirn kontinuierlich mit Ketonen zu versorgen, ist die drei- bis viermalige Einnahme von Kokosöl über den Tag verteilt daher besser geeignet als MCT-Öl. Bei Bedarf lassen sich die beiden Ketonbildner auch gut miteinander kombinieren, sodass die Ketonspiegel schnell UND anhaltend steigen.

Ist das gesund?

Wenn von Kokosöl die Rede ist, fürchten viele Menschen und auch viele Mediziner und Therapeuten noch immer, es sei schädlich, weil es den Cholesterinspiegel erhöhen kann. Kokosöl enthält zwar kein Cholesterin, aber sehr viele gesättigte Fettsäuren. Drei davon können den Cholesterinspiegel im Blut erhöhen: die Laurin-, die Myristin- und die Palmitinsäure.[24] Alle anderen gesättigten Fettsäuren ändern am Cholesterinspiegel praktisch nichts.

Aus dem Vorhandensein der potenziell cholesterinerhöhenden Fettsäuren darf nicht automatisch geschlossen werden, dass Kokosöl den Cholesterinspiegel zwangsläufig steigert oder gar Arterienverkalkung und Herzinfarkte fördert. Ist das Kokosöl Bestandteil einer insgesamt ausgewogenen Ernährung, die auch ungesättigte, cholesterinspiegelsenkende Fettsäuren enthält, ändert sich der Cholesterinspiegel in der Regel nicht oder nur unwesentlich.[11, 24] Die Untersuchungen verschiedener Gruppen von Südseeinsulanern bestätigten zudem, dass der reichliche Genuss von Kokosöl im Rahmen ihrer traditionellen Ernährung nicht mit Herz- und Gefäßleiden einhergeht, selbst wenn das Cholesterin etwas ansteigt.[27]

Das liegt auch daran, dass es – stark vereinfacht gesagt – »gutes« und »böses« Cholesterin gibt. Die mengenmäßig wichtigste gesättigte Fettsäure des Kokosöls, die Laurinsäure, erhöht vor allem das gefäßschützende »gute« HDL-Cholesterin. Das angeblich »böse« LDL-Cholesterin steigert sie zwar ebenfalls, allerdings erhöht sich nicht die Zahl der LDL-Partikel, sondern sie werden größer. Während viele kleine LDL-Partikel als ungünstig für die Gefäße gelten, erwiesen sich große LDL-Partikel als ungefährlicher.[11, 20] Auch dies spricht gegen ein Risiko für Herz und Gefäße, sodass im Rahmen einer vernünftig zusammengestellten Kost auch größere Mengen Kokosöl unbeschwert genossen werden können. Allerdings sollte es möglichst hochwertiges, ungehärtetes Kokosöl sein.

Kleine Kokosöl-Warenkunde

Die meisten Kokospalmen wachsen auf den Philippinen, in Sri Lanka, Indonesien und Indien. Ihre Nüsse liefern ein feines Öl mit mildem, aromatischem Kokosgeschmack. In tropischen Ländern ist Kokosöl seit Generationen ein fester Bestandteil des täglichen Lebens: Man verwendet es sowohl für die traditionelle Küche als auch für die Pflege von Haut und Haaren. In seiner warmen Heimat liegt es als klares, flüssiges Öl vor, bei Temperaturen unter 25 °C wird es cremig bis fest und weiß. Aufgrund seines hohen Anteils an gesättigten Fettsäuren ist Kokosöl auch ohne Kühlung bis zu zwei Jahre lang haltbar und hitzebeständig bis 180 °C. Damit ist es ideal zum Kochen, Backen, Dünsten, Braten und Rührbraten im Wok.

Zur Herstellung von Kokosfett gibt es im Wesentlichen zwei Verfahren, die zu deutlich unterschiedlichen Qualitäten führen.

Konventionelles Kokosfett

Reife Nüsse werden laufend geerntet, von ihrer faserigen Hülle befreit und aufgeschlagen. Das Fruchtfleisch wird entweder an der Sonne (sun dried) oder über Feuer (smoke dried) getrocknet, was unter freiem Himmel nicht immer hygienisch verläuft. Häufig liegen die Kokosstücke in großen Haufen am Straßenrand, wo sie leicht schimmeln können.

Das getrocknete Kokosnussfleisch heißt Kopra und besteht zu 65 Prozent aus Fett. Bei der industriellen Herstellung wird dieses Fett durch Pressen der Kopra gewonnen. Das verbleibende Restöl kann anschließend noch mit Benzin herausgelöst werden. Das aus Kopra gewonnene konventionelle Kokosfett ist für den menschlichen Verzehr zunächst ungeeignet. Es muss erst noch raffiniert, desodoriert und gebleicht werden. Dazu sind hohe Temperaturen, Bleichmittel, Natronlauge und heißer Dampf nötig, um unerwünschte Begleitstoffe zu entfernen. Dabei werden jedoch auch Geschmacksstoffe und erwünschte Fettbegleitstoffe, wie die von Natur aus im Kokosöl enthaltenen Vitamine und Antioxidantien, weitgehend abgetrennt oder zerstört. Manchmal folgt auch noch eine Fetthärtung oder Teilhärtung, bei der sogenannte trans-Fettsäuren entstehen, die Herz, Hirn und Gefäße schädigen.

Das so gewonnene Kokosfett ist ein einfaches Gebrauchsfett zum Braten und Frittieren. Aufgrund seiner Angebotsform nennt man es auch Plattenfett. Es kann die Ketonbildung fördern, hochwertiger, nährstoffreicher und schmackhafter ist jedoch ungehärtetes, reines Kokosöl.

Ungehärtetes, reines Kokosöl

Das auch als »Virgin Coconut Oil« (VCO) bezeichnete »jungfräuliche« Kokosöl wird viel schonender hergestellt und bleibt weitgehend naturbelassen. Die besten Qualitäten stammen von Palmen aus ökologisch arbeitenden Betrieben, in denen die Nüsse von Hand geerntet werden. Deren Fruchtfleisch wird schonend getrocknet und geraspelt, die Kokosraspeln unterzieht man einer schonenden Kaltpressung. Das so gewonnene, hochwertige Bio-Kokosöl braucht nur noch gefiltert und abgefüllt werden.

Reines Bio-Kokosöl (VCO) wird weder raffiniert noch gebleicht, desodoriert oder gehärtet und ist daher von höchster Qualität und exquisitem Geschmack. Manchmal finden sich im Handel Bezeichnungen wie »extra vergine« oder »extra virgin«, angelehnt an die Kennzeichnung bester Olivenöle. Bei Kokosöl hat das »extra« jedoch keine Bedeutung. Dies gilt im Prinzip auch für Begriffe wie »premium« oder »Rohkostqualität«. Es gibt prinzipiell nur die beiden beschriebenen Verfahren: Das industrielle, bei dem aus Kopra konventionelles Kokosfett entsteht, und das schonende Verfahren, bei dem aus frisch und schonend gepressten Kokosraspeln hochwertiges »Virgin Coconut Oil« gewonnen wird.

Wichtig: Natives Kokosöl sollte nicht im Kühlschrank lagern, weil sich sonst beim Entnehmen in der warmen Küche Kondenswasser bildet, in dem Schimmelpilze gedeihen können.

Was reines Kokosöl noch kann

Für Menschen mit Alzheimer oder einer anderen Störung des Zuckerstoffwechsels im Hirn ist die Ketonbildung sicher die wichtigste Eigenschaft des Kokosöls. Doch Kokosöl kann noch mehr: Seine mengenmäßig bedeutendste Fettsäure, die (ebenfalls mittelkettige) Laurinsäure, wirkt antibakteriell und antiviral, denn sie ist in der Lage, die Zellwand einiger Krankheitserreger zu zerstören und vermutlich auch deren Kommunikation und Vermehrung zu unterbinden, zumindest jedoch empfindlich zu stören. Das dürfte mit ein Grund sein, warum auch Muttermilch Laurinsäure enthält. Im Laborversuch reagierten unter anderem Grippe-, Herpes-, Masern-, Hepatitis-C- und Eppstein-Barr-Viren empfindlich auf Laurinsäure.[19] Eine andere mittelkettige Fettsäure des Kokosöls, die Caprinsäure, griff im Laborversuch auch pilzliche Krankheitserreger an. Lokal angewendet unterstützt Kokosöl die Wundheilung, und Tierversuche deuten darauf hin, dass es auch entzündungshemmend wirken könnte.[13, 19] Daher wundert es nicht, dass Kokosöl in der Volksmedizin tropischer Länder als natürlicher Helfer gegen allerlei Krankheitserreger und Parasiten gilt.

Laurinsäuregehalte verschiedener Fette

- Butterfett: 3–4 %
- Muttermilchfett: 5 %
- Palmkernöl: 48–50 %
- Kokosöl: 48–50 %

Quelle: 5

Auch Bakterien, die für die Kariesentstehung mitverantwortlich sind, wie Streptococcus mutans, werden durch Laurin- und Caprinsäure gehemmt.[16] Dazu kann Kokosöl einfach einige Minuten im Mund hin und her bewegt werden (Ölziehen).

Reines, ungehärtetes Kokosöl (VCO)

- ist leicht verdaulich und gut bekömmlich,
- enthält keine schädlichen trans-Fette,
- ist reich an mittelkettigen Fettsäuren und führt zur Ketonbildung,
- ist reich an Laurinsäure, die Bakterien und Viren töten kann,
- ist reich an Caprinsäure, die Pilze abtöten kann,
- ist ein guter Lieferant für das Spurenelement Selen, das antioxidativ wirkt,
- ist besonders gut haltbar und hitzebeständig,
- ist vielseitig in der kalten und warmen Küche einsetzbar,
- ist ein guter Buttersatz bei Milchallergie,
- schützt und pflegt Haut und Haar und
- schmeckt hervorragend.

KOKOSÖL UND LOW-CARB – EIN IDEALES PAAR

»Das menschliche Gehirn ist nur dann ein kohlenhydratabhängiges Organ, wenn man gewohnheitsmäßig viele antiketogene Nährstoffe isst wie Zucker und konzentrierte Kohlenhydrate.«

Jeff Volek und Stephen Phinney, Autoren von »The Art and Science of Low Carbohydrate Living« (etwa: Kunst und Wissenschaft einer kohlenhydratarmen Lebensweise)

Neben dem regelmäßigen Genuss eines hochwertigen Kokosöls wird Menschen mit kognitiven Defiziten aufgrund eines gestörten Zuckerstoffwechsels im Gehirn auch empfohlen, den Konsum kohlenhydratreicher Speisen und Getränke zu reduzieren.[8, 25] Damit soll die Fitness der grauen Zellen möglichst lange erhalten bleiben und bereits vorhandene Störungen sollen gemildert und ihr Fortschreiten verzögert werden.

Etliche Wissenschaftler sehen in einem hohen Kohlenhydratkonsum ohnehin eine Gesundheitsgefahr, nicht nur für unsere grauen Zellen. Sie raten daher auch vorbeugend zu mehr Zurückhaltung bei zucker- und stärkereichen Speisen (kohlenhydratreduzierte/Low-Carb-Kost).[7, 15, 29]

Warum kohlenhydratreduziert?

Eine kohlenhydratreiche Ernährung wirkt sich zumindest bei entsprechender Veranlagung ungünstig auf den gesamten Stoffwechsel aus. Kohlenhydrate sind die wichtigsten Anreize für die Bauchspeicheldrüse, ihr Hormon Insulin ins Blut abzugeben. Liefert die Nahrung reichlich Stärke und Zucker – und zugleich wenig Eiweiß und Fett – steigt der Blutzuckerspiegel rasch an, und es wird viel Insulin benötigt. Das Hormon ist lebenswichtig, denn es entscheidet über den weiteren Weg des Zuckers: Ob er zur Energiegewinnung in Muskel- oder Hirnzellen fließen kann oder ob er in Fett umgewandelt und eingelagert wird.

Sind die Depots voll und wird keine zusätzliche Energie gebraucht, stumpfen die Zellen allmählich ab und das Insulin wirkt nicht mehr richtig. Die Zellen werden insulinresistent, und in der Folge bleibt zu viel Zucker im Blut. Zu viel Zucker greift die Blutgefäße an, er fördert Entzündungen und »verklebt« Eiweiße, wobei sogenannte AGEs (Advanced Glycation Endproducts) entstehen.[31] Kurz: Zu viel Zucker in den Blutgefäßen ist schädlich.

Daher versucht die Bauspeicheldrüse ihn wegzuschaffen, indem sie immer mehr Insulin produziert, das jedoch immer schlechter wirkt. So verstärkt sich die Insulinresistenz allmählich, und es kreist auch zu viel Insulin im Blut, was den gesamten Organismus stresst. Praktisch alle modernen Zivilisationskrankheiten lassen sich auf eine Insulinresistenz zurückführen: von Fettstoffwechselstörungen über Bluthochdruck mit seinen Folgen, bis hin zu Diabetes Typ 2 und verschiedenen Krebserkrankungen.[31]

Auch die Entstehung einiger Hirnfunktionsstörungen deutet immer mehr darauf hin, dass zu viele Kohlenhydrate zum Problem werden. So findet sich bei der Alzheimerdemenz bereits sehr früh eine schlechtere Zuckerverwertung im Gehirn, was auf einen entgleisten Insulinstoffwechsel hindeutet.[28] Die dadurch verursachten Schäden an den Blutgefäßen betreffen auch jene, die das Gehirn versorgen. Mit der Zeit werden sie undurchlässiger, sodass die Versorgung mit Insulin, mit Sauerstoff, Zucker und anderen Nährstoffen beeinträchtigt wird.

»Nach dem gegenwärtigen Stand der Erkenntnis«, so der Psychologe Manfred Hallschmid von der Universität Lübeck, »lässt der Insulintransport ins Gehirn bei starkem Übergewicht, Typ-2-Diabetes und der Alzheimerdemenz nach. Das Insulin, das durchkommt, wirkt außerdem nicht im selben Maße wie im gesunden Organismus, weil die Insulin-Signalverarbeitung in den Hirnzellen gestört ist.«[11]

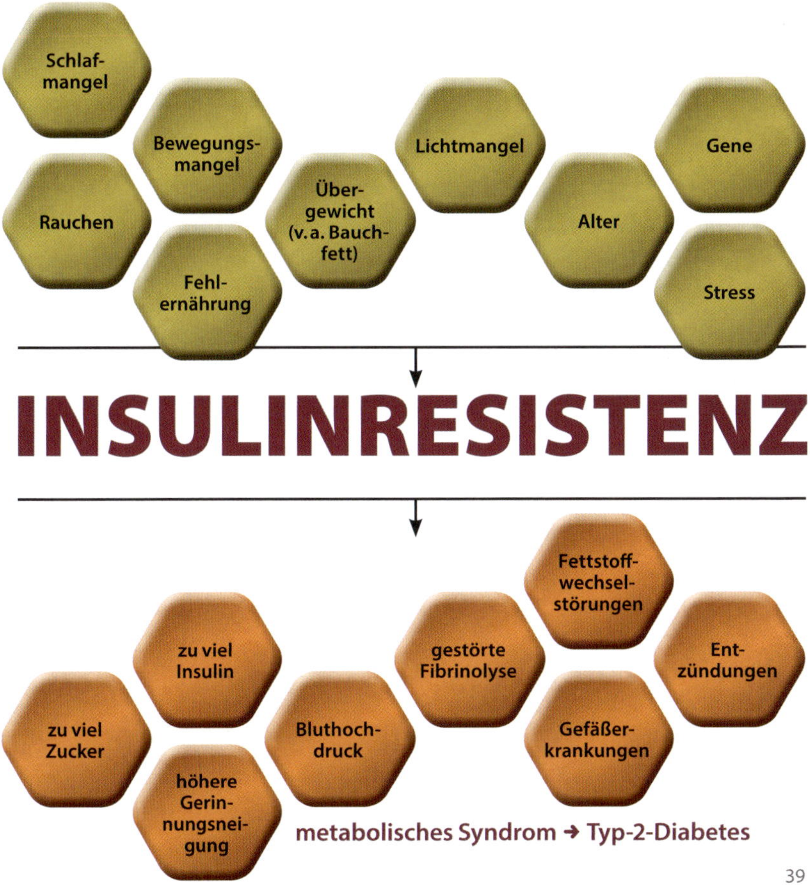
Schlafmangel
Bewegungsmangel
Rauchen
Fehlernährung
Übergewicht (v. a. Bauchfett)
Lichtmangel
Alter
Gene
Stress
INSULINRESISTENZ
zu viel Zucker
zu viel Insulin
höhere Gerinnungsneigung
Bluthochdruck
gestörte Fibrinolyse
Fettstoffwechselstörungen
Gefäßerkrankungen
Entzündungen
metabolisches Syndrom → Typ-2-Diabetes

Mit steigenden Insulinspiegeln im Blut gelangt also immer weniger Insulin ins Gehirn, wo es zudem nicht mehr richtig wirkt. Diese Insulinresistenz des Gehirns führt neben vielen anderen Problemen auch zur Anhäufung der für Alzheimer typischen Amyloidablagerungen. Daher schlagen immer mehr Forscher vor, zur Vorbeugung oder Linderung einer Insulinresistenz weniger blutzuckerwirksame Kohlenhydrate und dafür mehr Eiweiß und Fett zu essen (siehe Grafik Seite 48).

Für Samuel Henderson von der Universität von Colorado sind die durch viele Kohlenhydrate ausgelösten Veränderungen im Insulinstoffwechsel der schädlichste Einfluss der heute üblichen Kost. Er ist davon überzeugt, dass eine kohlenhydratreiche, fettarme Ernährung zu einer immensen Ausbreitung der Alzheimererkrankungen führen wird.[15] Ähnlich sieht das auch Stephanie Seneff vom renommierten Massachusetts Institute of Technology. Weniger Kohlenhydrate und zugleich mehr Omega-3- und andere Fette zu essen, ist auch nach ihrer Einschätzung die einfachste Möglichkeit, sich vor degenerativen Hirnerkrankungen zu schützen.[29]

Welche Low-Carb-Kostform für wen?

Als gesunde Dauerernährung und zur Vorbeugung oder Behandlung einer Insulinresistenz der Leber, der Muskeln und des Fettgewebes eignen sich moderate Formen der Kohlenhydratreduktion. Ein gutes Beispiel hierfür ist die Ernährung nach der LOGI-Methode.

- Die **LOGI-Methode** nach Prof. Nicolai Worm ist eine moderat kohlenhydratreduzierte, eiweiß- und fettbetonte, gesunde Ernährungsform.[32] Sie basiert auf reichlich Gemüse, Pilzen und Salaten, zubereitet mit gesunden Fetten und Ölen. Dazu empfiehlt sie maximal zwei Portionen Obst täglich sowie zu jeder Mahlzeit ein eiweißreiches Lebensmittel wie Milchprodukte, Käse, Fleisch, Fisch, Meeresfrüchte, Nüsse, Tofu oder Hülsenfrüchte. Brote, Nudeln, Reis, Kartoffeln, Gebäck und Süßigkeiten sind nicht verboten, sollten jedoch nur in kleinen Mengen genossen werden. Bei LOGI liefern die Fette um die 50 Prozent der Kalorien, das Eiweiß 20 bis 25 Prozent und die Kohlenhydrate etwa 30 Prozent. LOGI ist keine ketogene Kost, sie sorgt jedoch für gleichmäßige und gesunde Insulin- und Blutzuckerwerte. Damit ist LOGI hervorragend zur Vorbeugung und Bekämpfung einer Insulinresistenz mit all ihren unerwünschten Folgen geeignet. Bestens bewährt hat sie sich bei Diabetes und Fettstoffwechselstörungen.[11]

Die LOGI-Pyramide

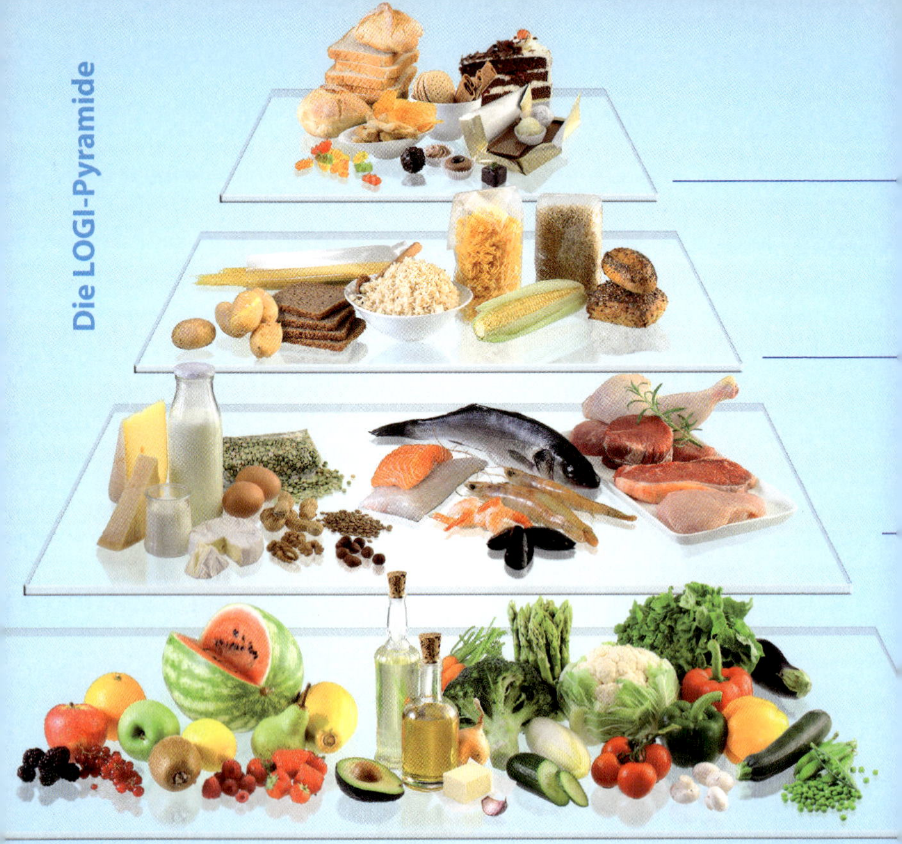

Selten: Verarbeitetes Getreide (Weißmehl), Süßigkeiten.

Wenig: Vollkornprodukte, Kartoffeln, Nudeln und Reis.

Häufig: Milchprodukte, Eier, Fleisch, Fisch, Nüsse und Hülsenfrüchte.

Oft: Stärkefreies Gemüse und Salate (zubereitet mit Butter oder Öl) und Obst.

Spätestens wenn sich erste kognitive Defizite zeigen, ist es an der Zeit, mit Kokosöl und/oder einer ketonbildenden (ketogenen) Ernährung zu beginnen. Man hat die Wahl: Entweder man isst genug Kokosöl oder man muss die Kohlenhydrate drastisch reduzieren (siehe unten) und dafür deutlich mehr Fett essen. Unter diesen Umständen bildet die Leber kontinuierlich Ketone aus den (meist langkettigen) Nahrungsfetten. Allerdings wird diese Form der Ketonbildung durch den Verzehr von Zucker und Stärke unterbrochen: Die Kohlenhydrate verursachen eine Insulinausschüttung, und das stört die Ketonbildung aus langkettigen Fettsäuren.

Wichtig: Aus mittelkettigen Fettsäuren werden auch unter normalen Ernährungsbedingungen und ohne strenge, ketogene Diät Ketone gebildet.[13] Daher kann Kokosöl alle genannten Ernährungsformen sinnvoll ergänzen.

Um in die Ketose zu kommen, dürfen meist nicht mehr als 50 Gramm Kohlenhydrate täglich gegessen werden. Das ist nur ein Bruchteil der 250 bis 300 Gramm Kohlenhydrate, die üblicherweise verzehrt werden. Eine ketogene Ernährung erfordert daher einiges an Disziplin. Falsch angewendet kann sie unerwünschte Nebenwirkungen hervorrufen, und sie ist auch nicht für alle Menschen und für alle Zeiten geeignet. Daher sollte man sich vor einer geplanten Durchführung medizinisch untersuchen und kompetent beraten lassen.

Es gibt eine Reihe mehr oder weniger strenger ketogener Kostformen, die zum Abnehmen (zum Beispiel Atkins-Diät), zur Behandlung diverser Stoffwechselstörungen (»Leben ohne Brot«), zur Behandlung der Epilepsie oder gegen Krebserkrankungen entwickelt wurden.[18]

- Bei der **Atkins-Diät** liefern die Fette mindestens 70 Prozent der Kalorien, der Rest verteilt sich auf Eiweiß und Kohlenhydrate. Die Kohlenhydrate werden zunächst auf 20 Gramm täglich reduziert und dann allmählich wieder gesteigert, so lange wie noch Ketone im Urin (mit Teststäbchen) messbar sind oder das Gewicht gehalten wird. Dies ist meist zwischen 50 und 100 Gramm Kohlenhydraten täglich der Fall.[4] Die Atkins-Diät ist zum Abnehmen geeignet, sie kann aber auch Hirnzellen mit gestörter Zuckerverwertung mit Ketonen versorgen.
- Der amerikanische Ernährungsexperte Dr. Bruce Fife empfiehlt zur Behandlung von Hirnfunktionsstörungen wie Alzheimer zusätzlich zum Kokosöl eine **ketogene Ernährung** mit 25 bis maximal 100 Gramm Kohlenhydraten täglich.[8] Je höher der Nüchternblutzuckerspiegel, desto strenger sollte seiner Ansicht nach die Kohlenhydratreduktion ausfallen. Reichlich frisches Gemüse und Salate bilden neben Fleisch, Fisch, Käse und Kokosfett die Basis seiner Kost.

- Der österreichische Arzt Dr. Wolfgang Lutz entwickelte schon vor 50 Jahren eine deutlich kohlenhydratreduzierte Ernährungsweise **(Leben ohne Brot),** mit der er vielerlei Stoffwechselstörungen erfolgreich behandeln konnte.[21] Auch vermutete er damals schon, dass eine Kohlenhydratreduktion vor Alzheimer schützen könnte. Lutz empfiehlt, maximal 72 Gramm Kohlenhydrate täglich zu verzehren. Diese Ernährungsweise ist nicht streng ketogen, sie vermeidet jedoch Insulin- und Blutzuckerspitzen und ist in der Praxis recht gut durchführbar.[18]

Dem Körper Zeit geben: Keto-Adaptation

Werden langfristig weniger als 50 Gramm Kohlenhydrate pro Tag gegessen, stellt sich der Körper auf die Verwertung von Ketonen zur Energiegewinnung um. Das kann eine Weile dauern, denn dazu werden mehr Enzyme für den Fettabbau, für die Ketonbildung sowie für die Verwertung von Fetten und Ketonkörpern benötigt. Der Körper muss die ungewohnten Stoffwechselwege erst wieder »einüben«, vor allem, wenn zuvor sehr kohlenhydratreich gegessen wurde.[4] Tatsächlich ist es jedoch ein Zurück zu den Ursprüngen, denn Neugeborene decken bis zu 30 Prozent des Energiebedarfs ihres rasch wachsenden Gehirns mit Ketonen.[25]

Bis nach einer Ernährungsumstellung alles reibungslos funktioniert, können ein bis drei Tage, manchmal auch bis zu zwei Wochen vergehen und es kann – vorübergehend – zu Kopfschmerzen, Verstopfung und Leistungseinbußen kommen. Deswegen sind sehr kurzfristige ketogene Diäten sinnlos. Ist die Keto-Anpassung jedoch gemeistert, können Herz, Muskeln und Hirn wunderbar Ketone »verbrennen«. Wer seinen Stoffwechsel entsprechend trainiert, kann zudem leichter zwischen Glukose- und Fett- beziehungsweise Ketonstoffwechsel hin- und herschalten, so wie es in der menschlichen Evolution wohl normal war.[23] Dann steht auch dem gelegentlichen Kuchenbüfett oder einer leckeren Pasta nichts im Wege.

Wie Insulin, Kohlenhydrate, Ketone und Alzheimer/Demenz zusammenhängen könnten

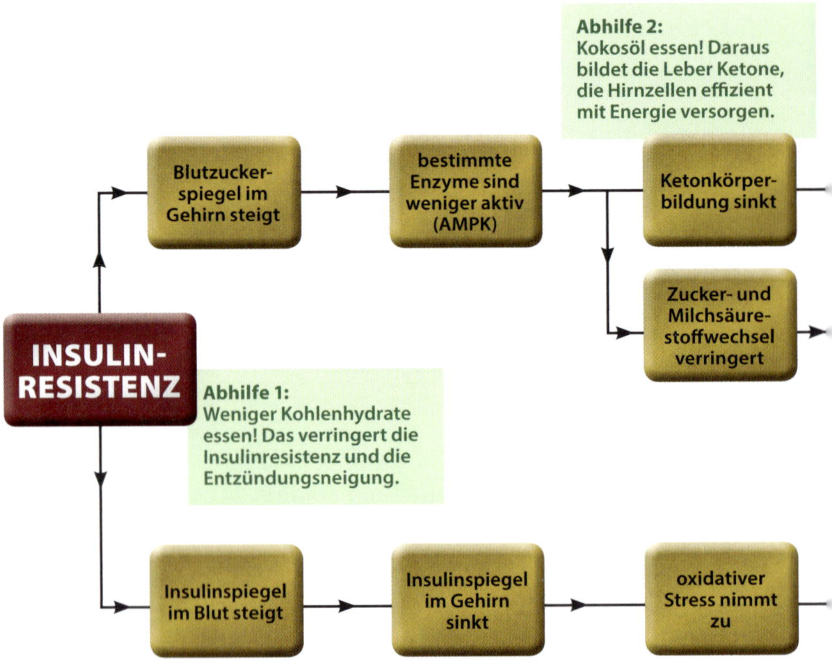

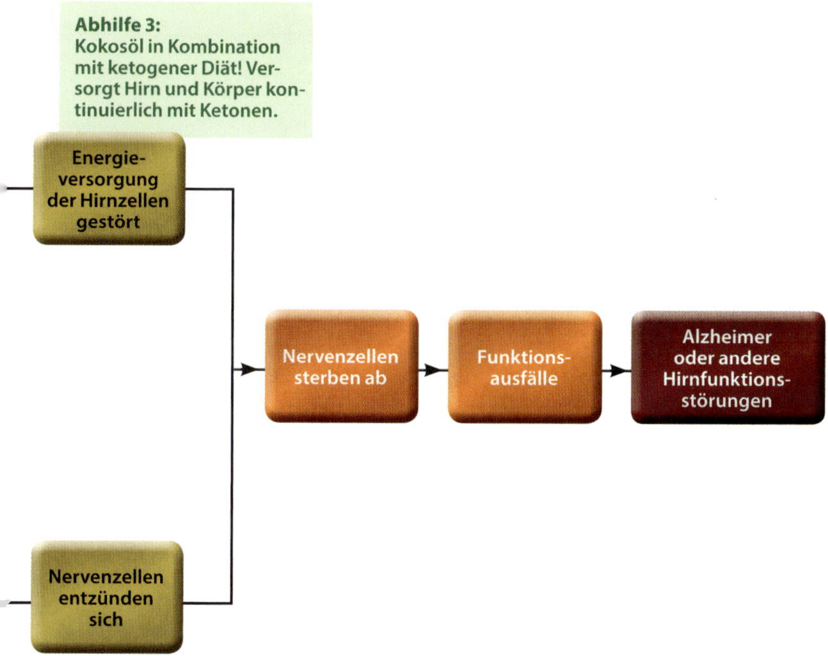

(modifiziert, ergänzt und vereinfacht nach [7])

KOKOSÖL IN DEN ALLTAG INTEGRIEREN

»Ohne die Ketone als Energiequelle wäre es sehr unwahrscheinlich, dass es unsere Gattung Mensch heute noch gäbe, zumindest nicht mit den heutigen großen Gehirnen und der hohen Intelligenz.«

Dr. Mary Newport, Autorin von »Alzheimer vorbeugen und behandeln«

Kokosöl lässt sich leicht in übliche Mahlzeiten integrieren, denn es eignet sich für die kalte und warme Küche. Da es bei Zimmertemperatur cremig bis fest wird, kann es sein, dass Sie es erst leicht erwärmen müssen, bevor Sie es in kalte Speisen mischen. Experimentieren Sie ruhig ein wenig und lassen Sie sich vom milden Kokosaroma des Kokosöls nicht davon abhalten, auch Omeletts und pikante Pfannkuchen damit zuzubereiten oder ein Steak darin zu braten.

Kokosöl – jeden Tag

- Kalt gepresstes, reines Bio-Kokosöl ist das hochwertigste Kokosöl. Es kann einfach so mit dem Löffel gegessen werden.
- Kokosöl eignet sich zum Braten, Backen und Dünsten für fast alle Gerichte, denn es überträgt seinen Geschmack beim Erhitzen nicht auf die Speisen.
- Reines Kokosöl kann auch als Aufstrich für Brote oder Kräcker verwendet werden.
- Für Mayonnaisen und Dressings: Die Hälfte des herkömmlichen Öls durch flüssiges (erwärmtes) Kokosöl ersetzen.
- Flüssiges (erwärmtes) Kokosöl unter Desserts, in Suppen, Shakes, Smoothies oder ins Müsli mischen.

Auch kohlenhydratärmer als bisher zu kochen ist leicht, wie Sie an den folgenden Rezeptbeispielen sehen werden. Lediglich wenn Sie eine streng ketogene Kost ausprobieren möchten, müssen Sie viele Lebensmittel meiden beziehungsweise genau abwiegen. So etwa könnte ein ketogener Tagesplan aussehen:

Beispiel für einen streng ketogenen Tagesplan

(ca. 25 Gramm Kohlenhydrate, modifiziert aus [8])

Frühstück: Omelett aus 2 Eiern, 30 g Käse, 2 mittelgroßen Champignons, Schinken und Schnittlauch, gebraten in 1 EL Kokosöl.

Mittagessen: Gemischter Blattsalat mit 1 Handvoll Karotten- und Weißkohlstreifen, 2 EL gewürfelter Paprika, ½ Tomate, ¼ Avocado, Hähnchenfleisch, 1 EL Sonnenblumenkernen und Essig-Öl-Dressing.

Abendessen: Kotelett oder Fisch mit gekochtem Spargel und Blumenkohl, dazu Butter und 30 g Käse.

Versorgt man den Körper mit Ketonen, »ist bei Alzheimer eine gewisse Wiederherstellung und Umkehrung möglich«.

Dr. Mary Newport,
Autorin von »Alzheimer vorbeugen und behandeln«

KOHLENHYDRAT-REDUZIERTE KOKOSREZEPTE

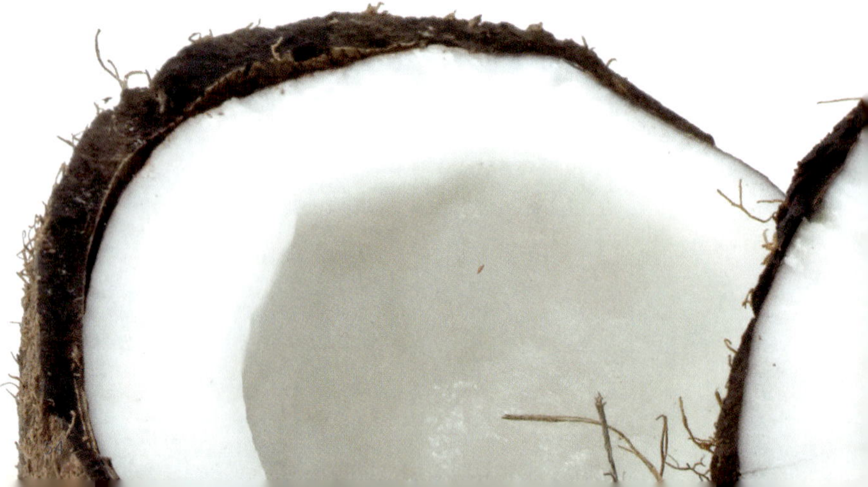

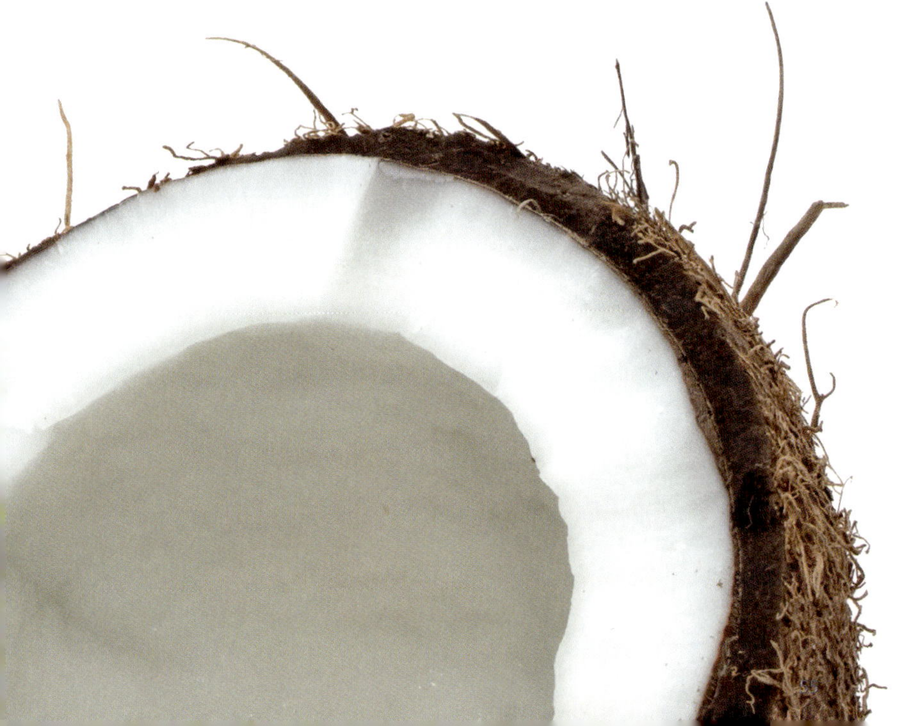

Tomatenrührei mit Mozzarella

1 Portion

- 2 Tomaten
- 6 Basilikumblättchen
- 125 g Mozzarella
- 2 Eier
- 2 EL Milch oder Kokosmilch
- ½ TL Kräutersalz
- 1 Msp. schwarzer Pfeffer
- 1 EL Kokosöl
- 1 TL Olivenöl
- 1 TL Aceto balsamico
- schwarzer Pfeffer aus der Mühle

Tomaten waschen, Stielansätze herausschneiden und eine Tomate in kleine Würfel schneiden. Die Hälfte des Mozzarellas ebenfalls fein würfeln. 3 Blättchen Basilikum in feine Streifen schneiden. Eier, Milch, Salz und Pfeffer verquirlen. Tomaten- und Mozzarellawürfel sowie die Basilikumstreifen unterrühren. Die zweite Tomate und den restlichen Mozzarella in dünne Scheiben schneiden. Kokosöl in einer Pfanne erhitzen, die Eier-Tomaten-Mischung darin unter Rühren stocken lassen. Das Rührei mit den Tomaten- und Mozzarellascheiben auf einem Teller anrichten. Mit Olivenöl und Essig beträufeln und mit Basilikumblättchen garnieren. Mit etwas Pfeffer übermahlen.

Pro Portion ca. 3 g Kohlenhydrate (KH)

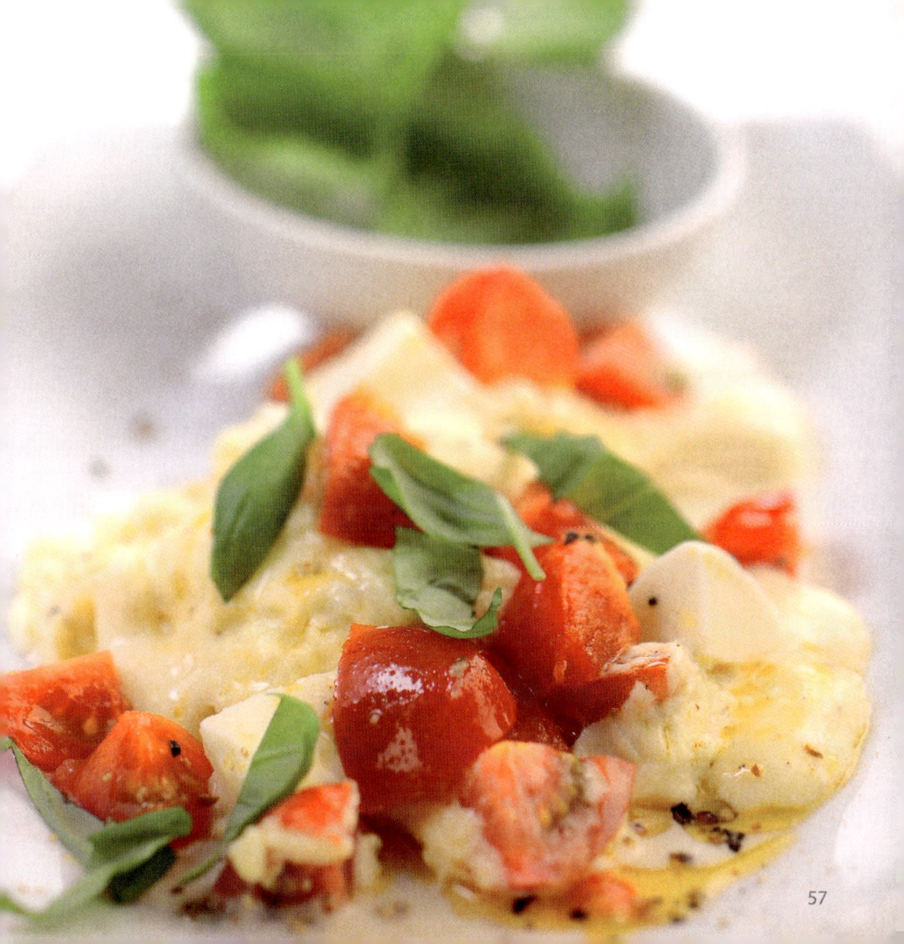

Papayabällchen auf Kokosjoghurt

2 Portionen

- 300 g Vollmilchjoghurt
- 100 ml Kokosmilch
- 1–2 Papayas (ca. 700 g)
- 40 g Kokoschips

Den Joghurt mit der Kokosmilch glatt rühren. Auf zwei Schälchen verteilen.

Die Papaya längs halbieren und die schwarzen Kerne mithilfe eines Löffels entfernen. Mit einem Melonenausstecher kleine Kugeln aus der Papaya ausstechen. Jeweils die Hälfte dieser Bällchen in den Kokosjoghurt setzen.

Die Kokoschips in einer beschichteten Pfanne ohne Fett zartbraun rösten. Die Papayabällchen im Joghurt damit überstreuen.

Tipps: Um etwas mehr Abwechslung in den Kokosjoghurt zu bringen, können Sie auch frische Mango, Wasser- oder Honigmelone in Form von Kugeln oder mundgerechten Würfeln hineinsetzen. Und statt des Joghurts können Sie auch Sojajoghurt verwenden.

Pro Portion ca. 14 g KH

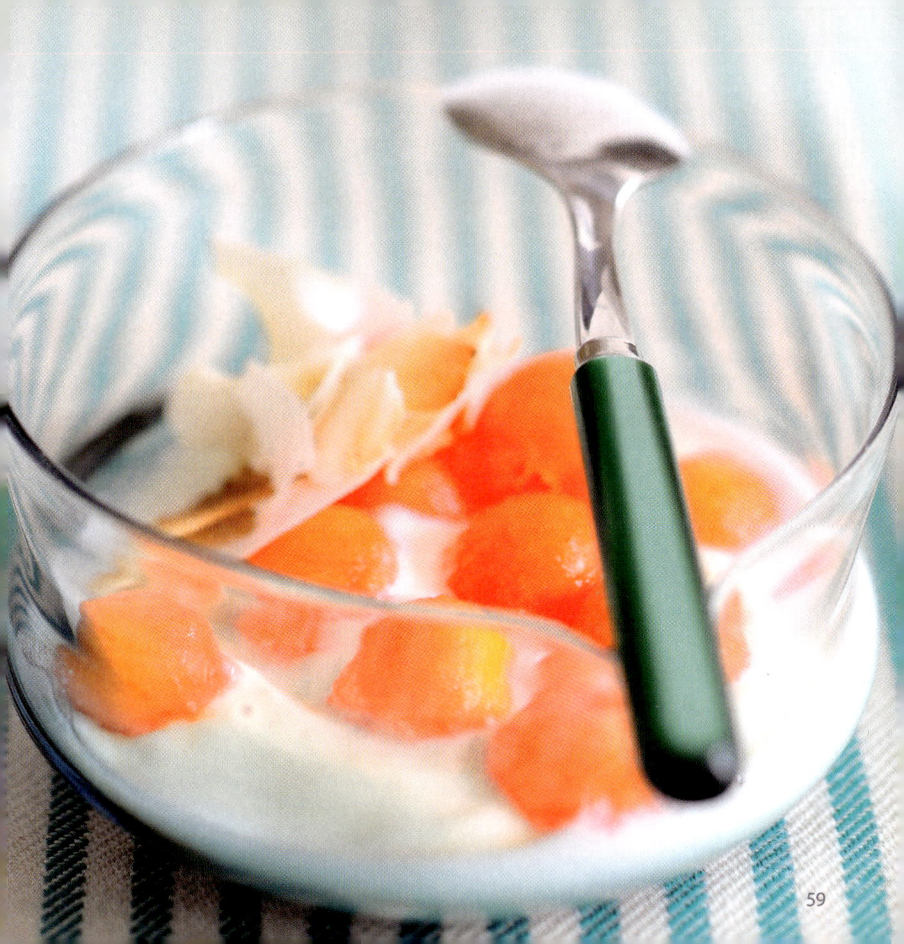

Fenchel-Grapefruit-Salat

2 Portionen

- 3 kleine Fenchelknollen
- 1 rosa Grapefruit

Für das Dressing:

- 2 EL Aceto balsamico bianco
- 1 EL Orangensaft
- ½ Teelöffel Dijon-Senf
- 2 EL Kokosöl
- Salz und schwarzer Pfeffer

Die Stängel und das Blattgrün vom Fenchel abschneiden. Die Fenchelknollen waschen und der Länge nach in Scheiben schneiden. Die Grapefruit mitsamt der weißen Haut schälen. Die Fruchtspalten lösen und in Würfel schneiden. Mit den Fenchelstreifen und den Grapefruitfilets locker mischen.

Essig, Orangensaft und Senf verquirlen. Das Öl unterschlagen. Unter den Salat heben und mit Salz und Pfeffer abschmecken.

Pro Portion ca. 7 g KH

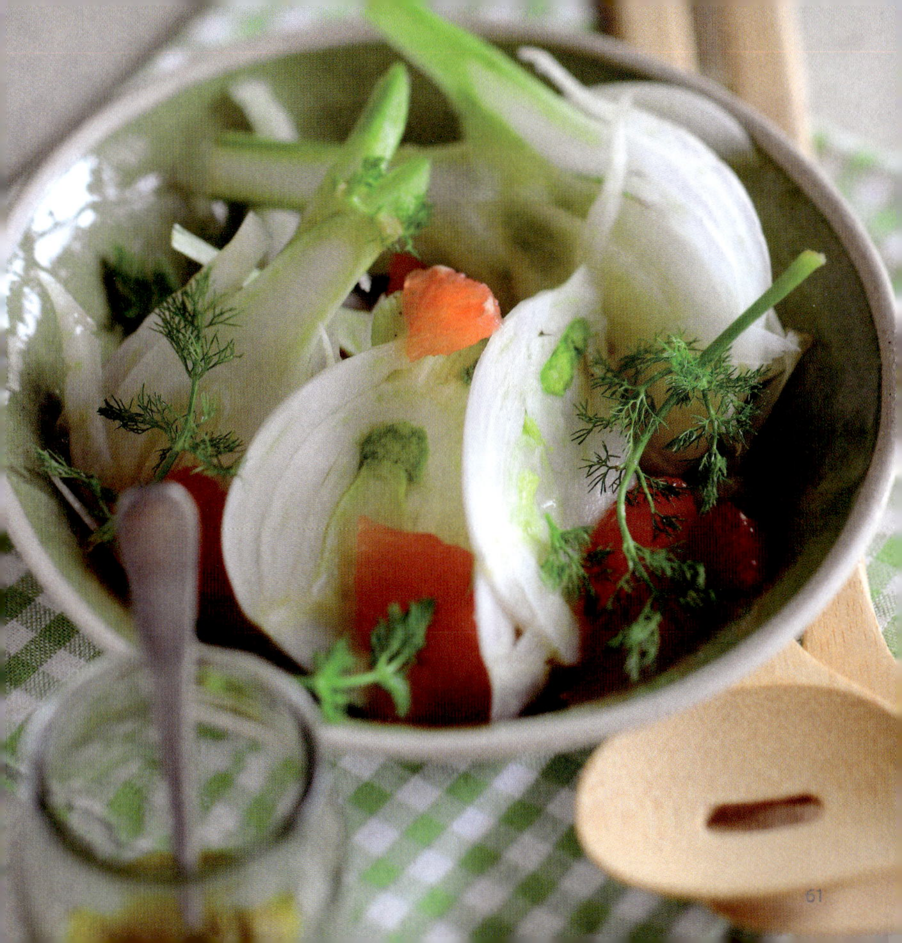

Papaya-Gurken-Salat mit Kokosraspeln

2 Portionen

- 300 g Papaya
- 300 g Salatgurke
- 30 g Sprossen
- 2 EL Kokosraspel

Für das Dressing:

- 1 Limette
- 1 Teelöffel geriebener Ingwer
- 6 Minzeblättchen
- 2 EL Kokosöl
- 2 EL Orangensaft
- Salz und weißer Pfeffer

Die Papaya schälen, halbieren und die Kerne mit einem Teelöffel herausschaben. Das Fruchtfleisch in mundgerechte Stücke schneiden. Die Gurke schälen, halbieren, aushöhlen und in mundgerechte Würfel schneiden. Die Sprossen kalt abbrausen, abtropfen lassen. Papaya, Gurke und Sprossen mischen. In einer beschichteten Pfanne die Kokosraspel ohne Fett rösten, bis sie goldbraun sind. Die Limette auspressen. Die Minze waschen, trocken tupfen, die Blättchen abzupfen und fein schneiden. Alles vermengen und mit dem Kokosöl und dem Orangensaft im Vinaigretteshaker schütteln. Das Dressing über den Salat träufeln. Nach Geschmack mit etwas Salz und Pfeffer würzen. Mit den Kokosraspeln bestreuen.

Pro Portion ca. 4 g KH

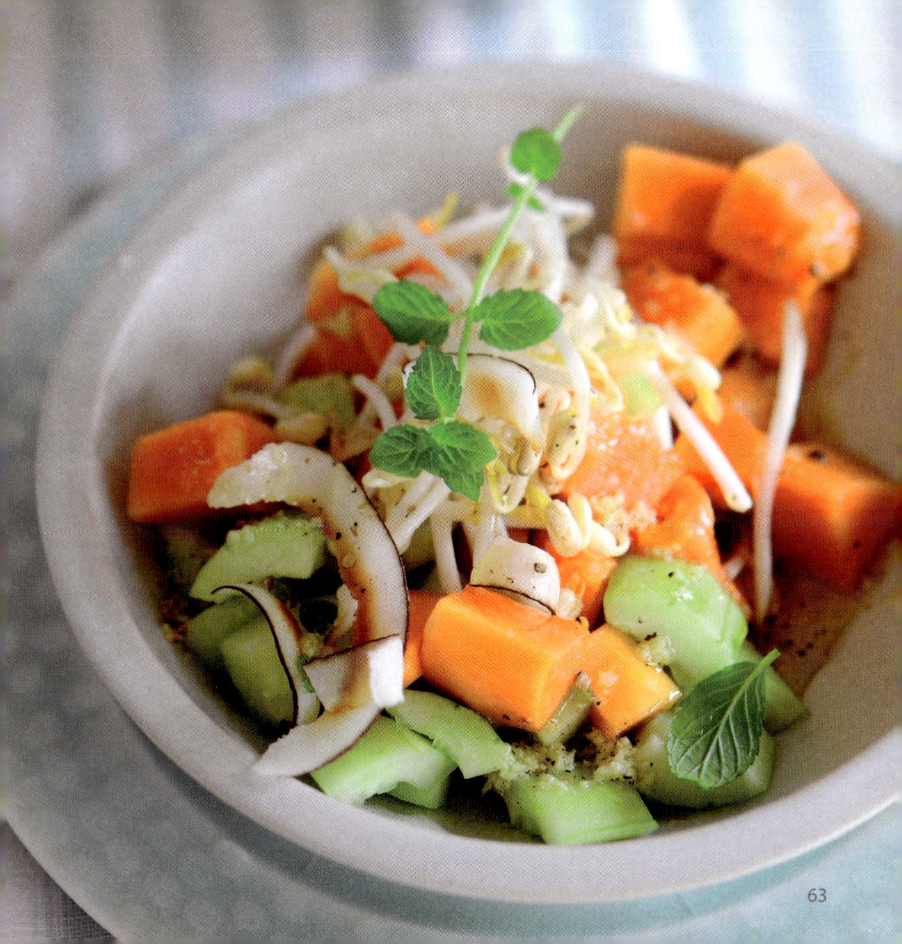

Fischcurry

2 Portionen

- 1 Knoblauchzehe
- 3 Möhren
- 1 Stange Lauch
- 2 rote Paprika
- 3 EL Kokosöl
- ½ TL grüne Currypaste
- 150 ml Gemüsebrühe
- 150 ml Kokosmilch (ungesüßt)
- 2 EL Currypulver
- 300 g Rotbarschfilet (frisch oder tiefgekühlt)

Den Knoblauch abziehen und fein hacken. Möhren, Lauch und Paprika putzen und waschen. Die Karotten längs halbieren und quer in nicht zu dünne Scheiben schneiden. Den Lauch in Ringe, die Paprika in feine Streifen schneiden.

Das Kokosöl erhitzen. Knoblauch und Currypaste darin unter Rühren 1 Minute erhitzen. Das Gemüse darin 2 Minuten bei mittlerer Hitze unter Rühren braten. Mit Gemüsebrühe und Kokosmilch ablöschen, 2 Minuten köcheln lassen. Das Currypulver unterrühren. Die Fischfilets obenauf legen. Die Hitze reduzieren, einen Deckel auf die Pfanne legen und den Fisch 5 Minuten gar ziehen lassen, wenden und weitere 5 Minuten garen.

Pro Portion ca. 14 g KH

Hähnchenbrust im Kokosmantel mit Papaya-Gurken-Salat

2 Portionen

- 200 g Papaya
- 200 g Salatgurke
- 30 g Sprossen
- 1 Ei
- 2 Scheiben Hähnchenbrustfilet à 150 g
- 60 g Kokosflocken
- 2 EL Kokosöl
- ½ Limette
- ½ TL geriebener Ingwer
- 4 Minzeblättchen
- 1 EL Sesamöl
- 1 EL Orangensaft
- Salz und Pfeffer

Die Papaya halbieren und die Kerne mit einem Teelöffel herausschaben. Das Fruchtfleisch in mundgerechte Stücke schneiden. Die Gurke in mundgerechte Würfel schneiden. Papaya, Gurke und Sprossen mischen. Das Ei verquirlen. Die Hähnchenbrustfilets kalt abbrausen, trocken tupfen und plattieren. Mit Salz und Pfeffer würzen, durch das Ei ziehen, anschließend in den Kokosflocken wenden und die Panade fest andrücken. Die Schnitzel bei niedriger Temperatur im Kokosöl goldbraun braten. Für das Dressing die Limette auspressen. Ingwer fein reiben. Minze fein schneiden. Alles vermengen und mit Sesamöl und Orangensaft im Vinaigretteshaker schütteln. Das Dressing über den Salat träufeln.

Pro Portion ca. 5 g KH

Knuspriges Sesamhähnchen mit karamellisierten Karotten

2 Portionen

- 250 g Joghurt
- 2 EL Sojasauce
- 1 TL Curry
- 2 Hähnchenbrustfilets à 150 g
- 25 g Kokoschips
- 25 g Parmesan
- 25 g Sesamsaat
- 250 g junge Karotten mit Grün
- 2 EL Kokosöl
- 1 EL Weißweinessig
- 50 ml Gemüsebrühe
- 1 EL gehackte Petersilie
- 1 EL Honig

Joghurt, Sojasauce und Currypulver zu einer Marinade verrühren. Hähnchenbrustfilets kalt abspülen, trocken tupfen, in fingerbreite Streifen schneiden.

Mit der Marinade mischen und über Nacht im Kühlschrank durchziehen lassen. Die Hähnchen 30 Minuten vor der Weiterverarbeitung aus dem Kühlschrank nehmen. Backofen auf 200 °C vorheizen und ein Backblech mit Backpapier belegen. Kokoschips zerbröckeln, Parmesan reiben, mit Sesamsaat in einer flachen Schüssel mischen.

Die Hähnchenstreifen aus der Marinade heben und in der Sesammischung wenden. Nebeneinander auf das Backblech legen und im vorgeheizten Ofen in 20–25 Minuten – am besten bei Umluft mit Grill – knusprig backen. Wäh-

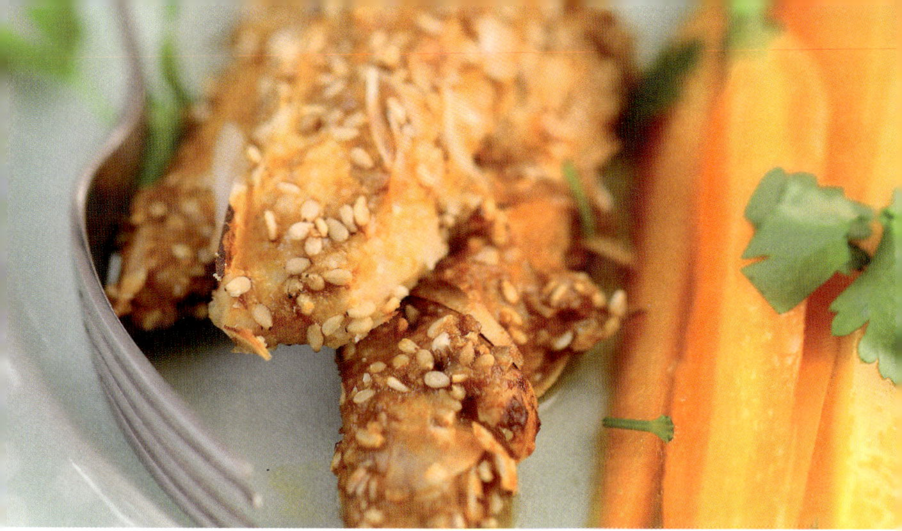

renddessen Karotten putzen, waschen, längs vierteln und in circa 5 cm lange Stifte schneiden. Mit 1 EL Öl, der Gemüsebrühe und ½ EL Essig im geschlossenen Topf 10 Minuten bei schwacher Hitze dünsten. Den Deckel abnehmen und unter Rühren köcheln lassen, bis alle Flüssigkeit verdampft ist.

1 EL Öl, ½ EL Essig und den Honig zugeben und die Möhren im Topf wenden, bis sie rundum von einem schönen Glanz überzogen sind. Mit der Petersilie mischen und zu den Sesamhähnchen servieren.

Pro Portion ca. 23 g KH

Bratsellerie

2 Portionen

- 1 rote Zwiebel
- 1 Sellerie (ca. 500 g)
- 150 g gewürfelter Speck
- 5 EL Kokosöl
- Salz und Pfeffer

Die Zwiebel abziehen und würfeln, den Sellerie schälen und in ca. ½ cm dicke Scheiben schneiden. Selleriescheiben 3–5 Minuten im Dampfdrucktopf über Salzwasser garen, abkühlen lassen und in Würfel schneiden. Das Öl in einer Pfanne erhitzen, Zwiebelwürfel glasig dünsten, Speck zugeben und anbraten. Dann Selleriewürfel zugeben und gut durchbraten. Mit Pfeffer und eventuell noch Salz nachwürzen.

Sieht aus wie Bratkartoffeln und schmeckt (fast) wie Bratkartoffeln. Die gedämpften Selleriescheiben können auch direkt in der Pfanne in Kokosöl ausgebacken werden und als Beilage zu Fleischgerichten dienen.

Pro Portion ca. 13 g KH

Tofu-Gemüse-Pfanne aus dem Wok

2 Portionen

- 200 g Tofu natur
- 60 ml Sojasauce
- 1 sehr kleine Knoblauchzehe
- 20 ml trockener Sherry
- 2 EL Kokosöl
- 450 g TK-Chinagemüse
- 50 g Sprossen
- 40 g chinesische Glasnudeln (Rohgewicht)
- 20 g Mandelblättchen
- nach Geschmack Salz, Pfeffer und Chinagewürz

Den Tofu in 1 cm dicke Scheiben schneiden, mit der Sojasauce beträufeln und zugedeckt 3–4 Stunden, noch besser über Nacht, marinieren. Anschließend abtropfen lassen, die Sojasauce auffangen. Die Glasnudeln nach Packungsangabe etwa 10 Minuten in Wasser einweichen. Den Knoblauch fein hacken. Das Öl in einem Wok erhitzen, die Tofuscheiben darin kräftig anbraten. Den Sherry zugeben. Tofu an den Wokrand schieben. In der Wokmitte den Knoblauch kurz braten, das gefrorene Chinagemüse und die Sprossen zugeben und unter Rühren braten. Die Tofumarinade zugeben und kurz mitbraten. Mit Salz, Pfeffer und dem Chinagewürz abschmecken. Die Glasnudeln abtropfen lassen und in den Wok geben. Unterrühren und noch so lange pfannenrühren, bis die Nudeln gar sind. Mit den Mandelblättchen bestreuen und servieren.

Pro Portion ca. 27 g KH

Jakobsmuscheln auf Spinatlinsen

2 Portionen

- 500 g frischer Spinat
- 1 mittelgroße Zwiebel
- 1 ½ EL Kokosöl
- ½ TL Currypulver
- 80 g rote Linsen
- 200 ml Fischfond
- 100 g Kokosmilch
- Fischsauce
- 250 g Jakobsmuscheln

Den Spinat verlesen, gut waschen und tropfnass in einen großen Topf geben. Darin bei schwacher Hitze und geschlossenem Deckel in 4–5 Minuten zusammenfallen lassen. In ein Sieb geben, leicht abkühlen lassen und gut ausdrücken. Die Zwiebel abziehen und fein würfeln. ½ EL Kokosöl in einem mittelgroßen Topf erhitzen. Die Zwiebeln darin bei mittlerer Hitze glasig dünsten. Dann das Currypulver und die Linsen zufügen und unter Rühren kurz anrösten. Mit dem Fischfond ablöschen.

Die Kokosmilch unterrühren und die Linsen bei schwacher Hitze und geschlossenem Deckel in rund 20 Minuten weich kochen, bis die Flüssigkeit aufgesogen bzw. verdampft ist. Dabei gelegentlich umrühren. Den Spinat unter die gegarten Kokoslinsen heben. Mit Fischsauce abschmecken.

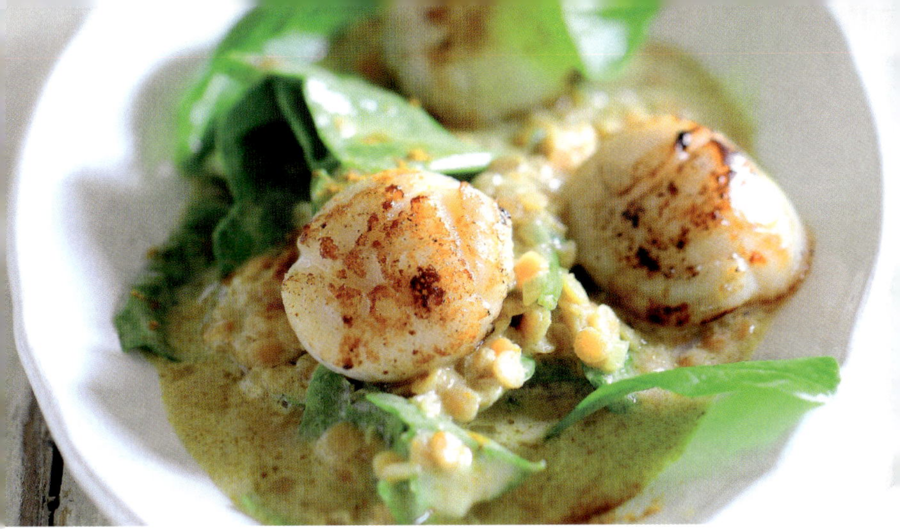

Die Jakobsmuscheln kalt abbrausen und trocken tupfen. In einer kleinen beschichteten Pfanne 1 EL Kokosöl erhitzen. Die Jakobsmuscheln von beiden Seiten je 3–4 Minuten scharf anbraten. Mit etwas Fischsauce ablöschen. Die Spinatlinsen auf zwei Teller verteilen und die gebratenen Jakobsmuscheln darauf anrichten.

Pro Portion ca. 29 g KH

Indisches Apfel-Puten-Curry

2 Portionen

- 2 Putenbrustfilets à 150 g
- 1 TL Currypulver
- 2 kleine säuerliche Äpfel
- 2 EL Zitronensaft
- 1 Zwiebel
- 1 Stange Lauch
- 2 EL Kokosöl
- 2 TL Butter
- 1 TL Kurkuma
- 50 ml Gemüsebrühe
- 150 ml Kokosmilch
- nach Geschmack Salz und Pfeffer

Putenbrust kalt abbrausen, trocken tupfen und mit Salz und etwas Curry würzen. Anschließend in Streifen schneiden. Die Äpfel klein würfeln und mit Zitronensaft beträufeln. Zwiebel fein würfeln. Das obere Drittel vom Lauch entfernen, waschen und in Ringe schneiden. Kokosöl in einer beschichteten Pfanne erhitzen und die Putenstreifen darin goldbraun anbraten. Die Butter in einer anderen Pfanne zerlassen, Apfel- und Zwiebelwürfel sowie die Lauchringe darin 5 Minuten dünsten. Currypulver und Kurkuma zugeben und kurz mitgaren. Anschließend mit Gemüsebrühe und Kokosmilch angießen und 5–7 Minuten einkochen. Zum Schluss das Fleisch zugeben und noch 2 Minuten mitgaren. Mit Salz und Pfeffer abschmecken.

Pro Portion ca. 20 g KH

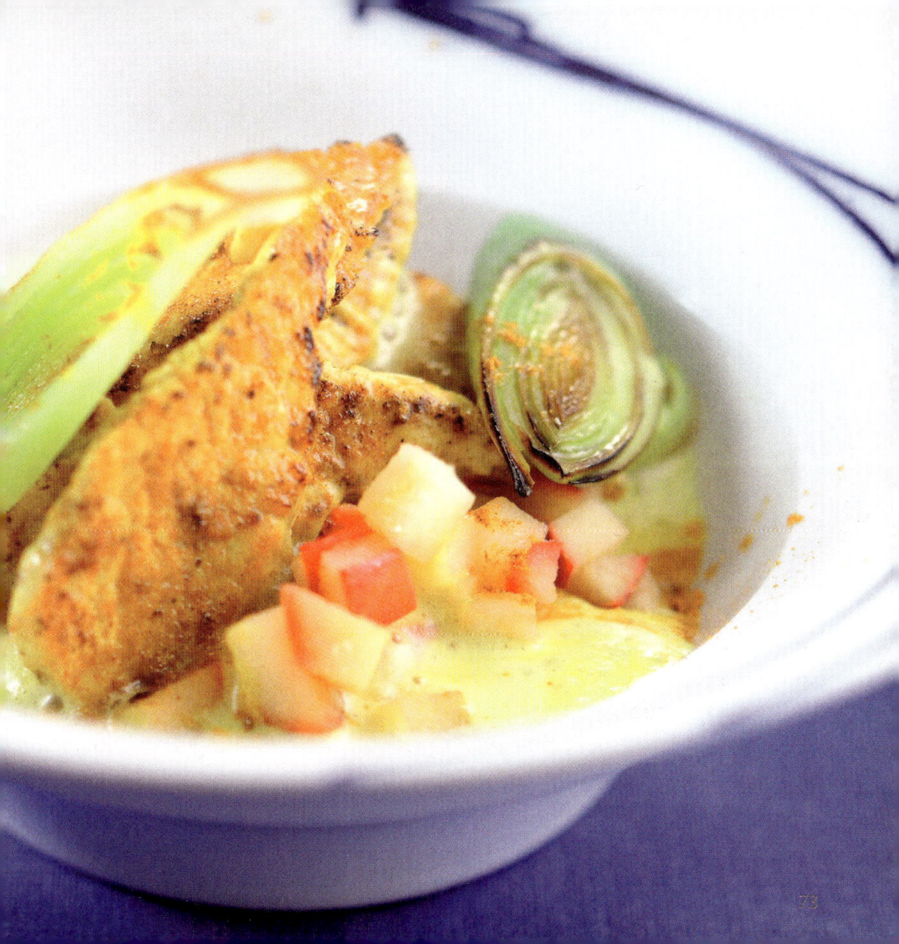

Zitronenhähnchen

4 Portionen

- 4 Hähnchenkeulen
- 4 Knoblauchzehen, geschält und halbiert
- 250 ml Brühe
- 2 EL Kokosöl
- 1 Zweig Rosmarin
- 3 Zweige Thymian
- 3 Lorbeerblätter
- 1 EL Honig
- 1 Bio-Zitrone, in Scheiben geschnitten
- 1 Bund Petersilie, gehackt
- Meersalz
- Pfeffer aus der Mühle

Die Hähnchenkeulen waschen, trocken tupfen und salzen. Dann das Kokosöl in einer Pfanne erhitzen und die Hähnchenkeulen von beiden Seiten anbraten. Knoblauchzehen zugeben und mitbraten. Hähnchen mit frisch gemahlenem Pfeffer würzen und mit Honig übergießen. Rosmarin-, Thymian- und Lorbeerblätter zugeben und mit der Brühe aufgießen. Die Zitronenscheiben zugeben und im vorgeheizten Ofen (190 °C Ober- und Unterhitze) 40 Minuten garen. Zum Schluss die Petersilie zugeben und servieren.

Karibisches Kokoshähnchen

4 Portionen

- 1 küchenfertiges Hähnchen
- ½ Ananas
- 2 Karotten
- etwas Kokosöl

Für die Würzmischung

- 1 ½ TL Meersalz
- 1 EL Pfeffer, frisch gemahlen
- 1 EL gemahlene Nelken
- 1 ½ TL Koriander
- ½ TL Zimt
- 1 TL Zucker
- 4 EL Kokosöl

Die Ananas schälen und den Strunk herausschneiden, das Fruchtfleisch würfeln und den Saft auffangen. Für die Füllung Karotten fein raspeln und zu den Ananaswürfeln geben. Das Ganze mit etwas Würzmischung verfeinern.

Nun das Hähnchen mit der restlichen Würzmischung einreiben, mit der Ananasmischung füllen, mit Holzstäbchen verschließen und mit Küchengarn in Form bringen. Einen Bräter mit Kokosöl auspinseln, das Hähnchen hineinlegen, falls noch etwas Füllung da ist, diese im Bräter verteilen. Im vorgeheizten Ofen bei 200 °C 10 Minuten anbraten. Danach die Hitze auf 180 °C reduzieren und ca. 50 Minuten weiterbraten. Zum Schluss das Hähnchen mit etwas Ananassaft einpinseln und nochmals für 10 bis 15 Minuten in den Ofen geben.

Thailändisches Rindercurry

2 Portionen

- 200 g frische Ananas
- 200 g Broccoli
- 200 g Zuckerschoten
- 200 g Sojasprossen
- 1 rote Paprikaschote
- 150 ml Kokosmilch
- ½ TL rote Thai Curry-Paste
- 1 TL Zitronengras
- 2 EL Sojasauce
- 2 EL Erdnussöl
- 300 g Rindergulasch
- Salz und Pfeffer

Die Ananas in fingerdicke Würfel schneiden. Die Sojasprossen abtropfen lassen. Die Broccoliröschen vom Strunk schneiden, den Strunk in Scheiben schneiden. Die Paprika in Streifen schneiden. Kokosmilch, Curry-Paste, Zitronengras, Sojasauce, Salz und Pfeffer in einer Tasse gut verrühren. 1 EL Öl im Wok erhitzen, das Rindergulasch darin rundum scharf anbraten. Auf das kleine Wok-Gitter heben. Erneut 1 EL Öl erhitzen. Die Paprika und die Broccolischeiben 5 Minuten pfannenrühren. Die Broccoliröschen dazugeben, anbraten und das Gemüse auf das Gitter heben. Zuckerschoten und Sojasprossen im Wok 2 Minuten im heißen Fett pfannenrühren. Die Ananasstücke dazugeben und kurz mitgaren. Fleisch und das übrige Gemüse wieder in den Wok geben. Die Würzsauce darüber gießen und unter Rühren alles einmal kurz aufkochen lassen. Sofort servieren.

Pro Portion ca. 32 g KH

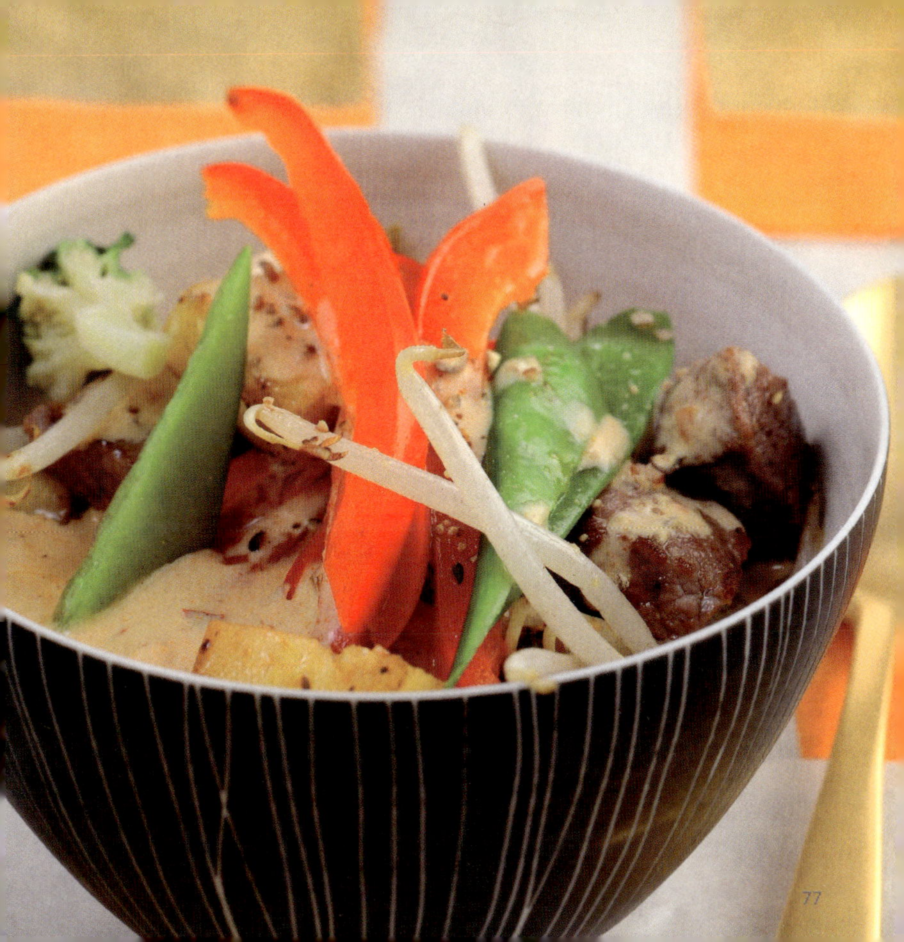

Tom Kha Gai (Thailändische Kokos-Huhn-Suppe)

4 Portionen

- 500 g Hühnerbrust
- 250 g kleine Champignons
- 2 Tomaten
- 1 kleines Stück Galgant
- 3 Stängel Zitronengras
- 3 Kaffirzitronenblätter
- 1–3 kleine rote Chilischoten
- 4 EL Kokosöl
- 750 ml Wasser
- 200 g Kokosnussmus
- 4 EL Fischsauce
- 4 EL Limettensaft
- frischer Koriander

Das Hühnerfleisch in mundgerechte Streifen schneiden. Die Pilze vierteln, die Tomaten häuten und würfeln. Den Galgant in Scheiben schneiden, die Zitronengrasstängel jeweils dritteln, die Zitronenblätter in sehr feine Streifen schneiden, die Chilischoten entkernen und in feine Ringe schneiden. Das Fleisch in dem Kokosöl anbraten, dann zur Seite stellen. Das Kokosnussmus in etwas Wasser erwärmen und unter Rühren auflösen. Kräuter und Chiliringe dazugeben und kurz aufkochen lassen. Dann das restliche Wasser zufügen und 5 Minuten köcheln lassen. Das Fleisch zugeben und mit Fischsauce und Limettensaft abschmecken. Die Galgant- und Zitronengrasstücke herausnehmen. Die Tom Kha Gai in Schälchen anrichten und mit frischem Koriander garnieren.

Blumenkohlcurry mit Tofu

4 Portionen

- 1 Blumenkohl (etwa 750 g)
- 1 Zwiebel
- 2 Knoblauchzehen
- 2 kleine rote Chilischoten
- 2 EL Kokosöl
- 1 TL Meersalz
- 2 EL Currypulver
- 1 TL Kurkuma
- 500 ml Gemüsebrühe
- 250 g Zuckerschoten
- 400 g Tofu
- 2–3 EL Zitronensaft
- 2 EL Kokosflocken

Blumenkohl putzen, waschen, in Röschen zerteilen und den Strunk in kleine Würfel schneiden. Zwiebel und Knoblauchzehen abziehen und sehr fein hacken. Chilischoten waschen, längs aufschlitzen, Kerne herauskratzen. Die Chilis fein würfeln. Öl in einem Topf erhitzen. Zwiebeln, Knoblauch, Chili, Salz, Curry und Kurkuma darin 3 Minuten anbraten. Mit der Brühe ablöschen, zum Kochen bringen, den Blumenkohl zugeben und zugedeckt bei sanfter Hitze 15 Minuten garen. Die Zuckerschoten waschen, abtropfen lassen, falls Fäden vorhanden, abziehen. Den Tofu in etwa 3 cm lange, dünne Streifen schneiden. Zuckerschoten und Tofu 3 Minuten vor Ende der Garzeit zum Blumenkohl geben. Das Curry mit Zitronensaft abschmecken. Mit Kokosflocken bestreuen und servieren.

Pro Portion ca. 15 g KH

Erfrischendes Forellenragout

2 Portionen

- 2 frische Forellenfilets (ca. 300 g)
- Zitronensaft
- 150 g Zwiebeln
- 4 EL Kokosöl
- 400 ml Gemüsebrühe
- 3 Kaffirlimettenblätter
- 160 ml Kokosmilch
- 100 g Erbsen
- 50 g Zuckerschoten
- Saft von ½ Zitrone
- Meerrettich aus dem Glas

Die Fischfilets kalt abbrausen und trocken tupfen. Mit etwas Zitronensaft beträufeln und zugedeckt 10–30 Minuten im Kühlschrank marinieren.

Die Zwiebeln abziehen, halbieren und in Ringe schneiden. Das Öl erhitzen und die Zwiebeln darin bei mittlerer Hitze glasig dünsten. Mit der Gemüsebrühe ablöschen und offen 5 Minuten einkochen lassen. Die Zwiebelbrühe in einen hohen Rührbecher geben und pürieren. Zurück in die Pfanne gießen.

Die Kaffirlimettenblätter, die Kokosmilch sowie die Erbsen hineingeben und das Süppchen zum Kochen bringen. 1–2 Minuten kochen lassen. Den Fisch in fingerdicke, etwa 3 cm lange Streifen schneiden und hineingeben. Bei schwacher Hitze und geschlossenem Deckel 5–6 Minuten ziehen lassen.

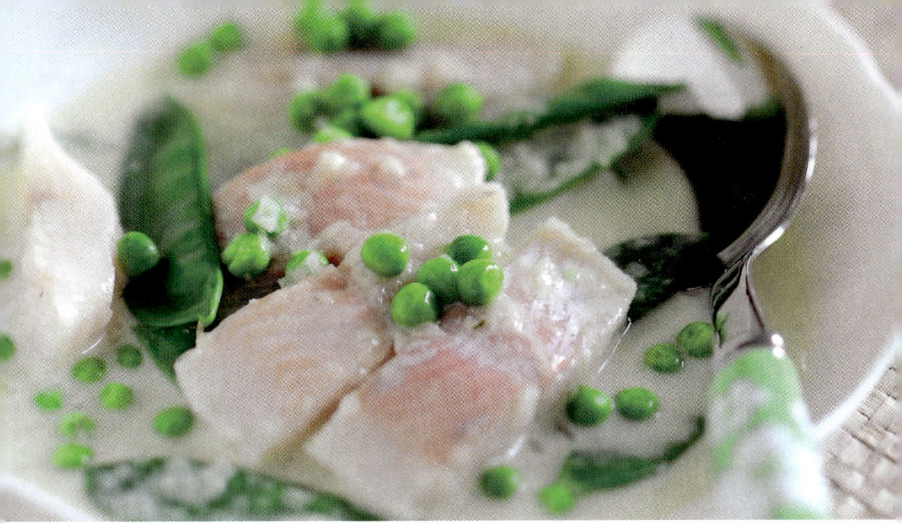

Nach 5 Minuten die Zuckerschoten zugeben und noch 2–3 Minuten mitgaren. Den Saft der halben Zitrone auspressen und in die Suppe rühren. Etwas Suppe abnehmen und in einer Tasse mit 1 Teelöffelspitze Meerrettich verrühren, dann wieder in die Suppe geben. Die Kaffirlimettenblätter herausfischen und die Suppe servieren.

Pro Portion ca. 14 g KH

Kaiserschmarrn mit Kompott

4 Portionen

- 450 g Zwetschgen oder Pflaumen
- 15 g Rosinen
- 2 Eier
- 100 ml fettarme Milch
- 20 g Weizenmehl
- 25 g gemahlene Haselnüsse
- 1 Prise Salz
- 1 EL Honig
- 40 g Frischkäse oder Ricotta
- 1 Eiweiß
- 10 g Kokosöl
- 1 EL Kokosraspeln

Die Zwetschgen waschen, entkernen und vierteln. In einem Topf mit 80 ml Wasser 15 Minuten zu Mus einkochen lassen. In der Zwischenzeit die Rosinen in lauwarmem Wasser einweichen. Die Eier schaumig schlagen. Die Milch unterrühren. Mehl, gemahlene Haselnüsse und 1 Prise Salz mischen. Unter Rühren zum Eierschaum hinzufügen und alles zu einem glatten Teig verquirlen. Den Honig mit Frischkäse oder Ricotta sowie etwas Wasser schaumig rühren. Unter den Teig heben. Das Eiweiß steif schlagen und ebenfalls unterheben. Die Rosinen unterziehen.

Die Hälfte des Kokosöls in einer beschichteten Pfanne schmelzen lassen. Die Hälfte des Teigs in die Pfanne gießen und bei niedriger Temperatur einen

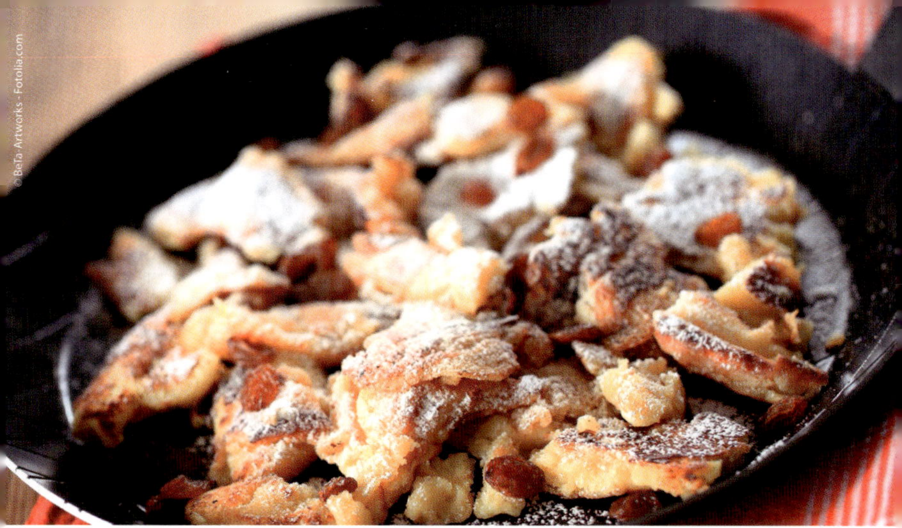

Pfannkuchen ausbacken. Nach 3 Minuten wenden und weitere 2–3 Minuten backen. Wenn der Teig von beiden Seiten goldbraun ist, herausnehmen und auf einem Teller zerpflücken. Ebenso mit dem zweiten Pfannkuchen verfahren. Den Kaiserschmarrn mit dem Zwetschgenmus servieren und mit Kokosraspeln bestreuen.

Pro Portion ca. 14 g KH

Kokoskugeln

20 Stück

- 1 Ei
- Salz
- 10 g Zucker
- 100 g Quark (20 % Fett)
- 60 g Kokosöl
- 35 g Kokosmehl
- 20 g Kokosraspel

Den Backofen auf 170 °C (Umluft 150 °C) vorheizen. Das Backblech mit Backpapier belegen. Ei, 1 Prise Salz und Zucker schaumig schlagen. Quark und Kokosöl unterrühren. Mit dem Kokosmehl zu einem glatten Teig verrühren. Aus dem Teig 20 Kugeln gleicher Größe formen. Die Kokosraspel auf ein Tellerchen geben und die Kugeln darin wälzen, sodass sie rundum mit Kokosraspeln bedeckt sind. Auf das vorbereitete Blech setzen und im Ofen (Mitte) etwa 25 Minuten backen. Auskühlen lassen.

Pro Kugel ca. 2 g KH

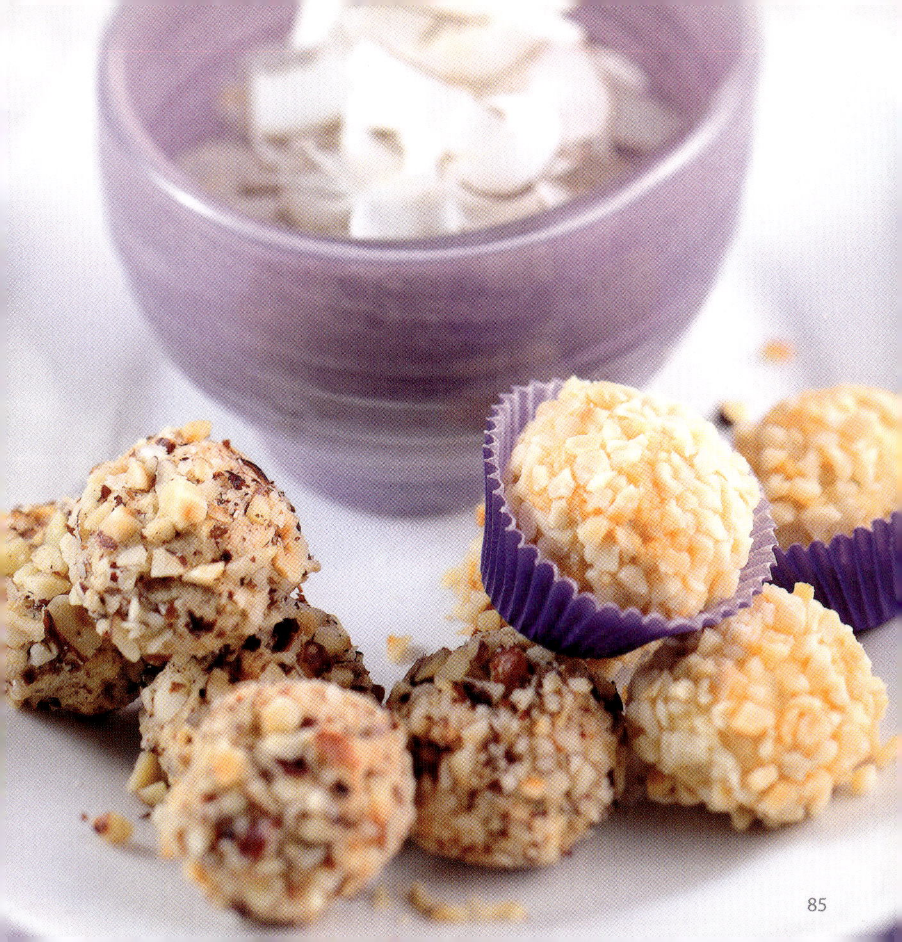

Mangocremetorte

Ergibt 8 Stücke

Für den Teig:

- 20 g Kokosmehl
- 40 g Kokosraspel
- 1 gehäufter EL dunkles Kakaopulver
- ¼ TL Backpulver
- 2 Eier
- Salz
- 2 Päckchen Vanillezucker
- 50 g Kokosöl

Für die Creme:

- 40 g Kokosraspel
- 150 g Mango (geschält)
- 200 g Vollmilchjoghurt (3,5 % Fett)
- 15 g Kokosmilch (ungezuckert)
- 1 EL Zitronensaft
- 3 Blatt weiße Gelatine
- 100 g Sahne
- 1 TL Kokoslikör
- 1 gestrichener EL Kokosraspel
- Himbeeren für die Deko (frisch oder TK)
- Mini-Springform (ø 18–20 cm), Tortenring

Den Backofen auf 175 °C (Umluft 160 °C) vorheizen. Die Form mit etwas Kokosöl einfetten. Kokosmehl, Kokosraspel, Kakao und Backpulver mischen. Die Eier trennen. Das Eiweiß mit 1 Prise Salz steif schlagen. Die Eigelbe mit Zucker schaumig rühren. Das Kokosöl unterschlagen. Dann mit der Kokosmischung zu einem glatten Teig verrühren. Das Eiweiß unterheben. Den Teig in die Form geben. Im Ofen (Mitte) etwa 30 Minuten backen. Herausnehmen, nach 5 Minuten aus der Form lösen und auskühlen lassen. Wenn der Boden ausgekühlt ist, die Kokosraspel in eine kleine Schüssel geben und gerade so mit Wasser bedecken. 10 Minuten einweichen lassen. Inzwischen die Mango schälen, das Fruchtfleisch in Stücken vom Stein schneiden.

Die Mangostücke mit Joghurt, Kokosmilch und Zitronensaft pürieren, in eine Schüssel geben. Die Gelatine 8–10 Minuten in kaltem Wasser einweichen. Die Sahne steif schlagen. Die eingeweichten Kokosraspel unter die Joghurtmasse rühren. Die Gelatineblätter einzeln leicht ausdrücken und in einem kleinen Topf bei schwacher Hitzezufuhr erwärmen, bis sich die Gelatine aufgelöst hat. Dann zügig 2 EL Mangocreme einrühren und diese Mischung sofort unter die Mangocreme rühren. Den Kuchen mit einem Tortenring umschließen. Mit Kokoslikör beträufeln und die Mangocreme gleichmäßig darauf verteilen. Die Torte für mindestens 2 Stunden abgedeckt in den Kühlschrank stellen. Den Tortenring vorsichtig entfernen. Die Torte mit Kokosraspeln und Himbeeren garnieren.

Pro Stück (85 g) ca. 8 g KH

Blaubeerküchlein

2 Portionen

- 300 g Quark (20 % Fett i. Tr.)
- 40 g Kokosmehl
- 1 TL Backpulver
- 2 TL Johannisbrotkernmehl
- 2 Eiweiß
- 340 g Heidelbeeren
- 20 g Kokosöl
- 2 TL Agavendicksaft

Den Quark mit dem Kokosmehl, dem Backpulver und 2 gehäuften TL Johannisbrotkernmehl gut verrühren. Die Eiweiße steif schlagen und unter die Quarkmischung ziehen. Die Heidelbeeren behutsam waschen und in einem Sieb abtropfen lassen. Vorsichtig unter die Quarkmasse heben.

Das Kokosöl in einer großen beschichteten Pfanne erhitzen. Mit einer kleinen Schöpfkelle den Teig in 6 Portionen gleicher Größe in die Pfanne geben und etwas flach drücken. Die Küchlein bei schwacher bis mittlerer Hitze goldgelb ausbacken. Dabei einmal wenden. Je 3 Küchlein auf zwei Tellern anrichten und mit dem Agavendicksaft beträufeln.

Pro Portion ca. 27 g KH

Exotische Kokosterrine

8 Portionen

- 5 Blatt weiße Gelatine
- 3 EL Kokosraspel
- 150 Mango (geschält)
- 1 EL Kokoscreme
- 1 EL Kokoslikör
- 1 EL Puderzucker
- 200 g saure Sahne
- 300 g Vollmilchjoghurt
- Kokosraspel zum Bestreuen
- 1 Kastenform (750 ml Inhalt)

Die Gelatine in kaltem Wasser einweichen. Die Kokosraspel mit Wasser bedecken und einweichen. 60 g Mangofruchtfleisch pürieren. Das übrige Fruchtfleisch in 1 cm große Würfel schneiden. Die Kokoscreme mit 1–2 EL Wasser cremig rühren. Kokosraspel in ein Sieb geben und abtropfen lassen. Dann mit Kokoslikör, Puderzucker und der Kokoscreme verrühren. Zunächst Sahne und Joghurt, dann das Mangopüree unterrühren. Die Gelatineblätter leicht ausdrücken und in einem kleinen Topf bei schwacher Hitze erwärmen, bis sich die Gelatine aufgelöst hat. Dann zügig 2 EL der Kokoscreme einrühren und diese Mischung sofort unter die Kokoscreme rühren. Die Kastenform mit Frischhaltefolie auslegen. Die Hälfte der Creme eingießen und glatt streichen. Die Mangowürfel darauf verteilen. Die restliche Creme obenauf verstreichen. Im Kühlschrank in 2–3 Stunden fest werden lassen. Die Kokosterrine stürzen und in Scheiben schneiden. Mit Kokosraspeln bestreuen.

Pro Portion ca. 7 g KH

Quellen

1. Arab, L, Sabbagh, MN: Are certain lifestyle habits associated with lower Alzheimer disease risk? Journal of Alzheimer´s Disease 2010;20:785-794

2. Bach, AC, Babayan, VK: Medium-chain triglycerides: an update. American Journal of Clinical Nutrition 1982;36:950-962

3. Cahill, GF, Veech, RL: Ketoacids? Good medicine? Transactions oft the American Clinical and Climatological Association, 2003;114:149-163

4. Davis, E: Ketogenic Diets: A key to excellent health. Well Being Journal 2012;Juli/August:20-24

5. Enig, MG: Know your fats. Silver Spring, 2001

6. Engelhart, MJ et al.: Dietary intake of antioxidants and risk of Alzheimer Disease. Journal of the American Medical Association 2002;287:3223-3229

7. Erol, A: An integrated and unifying hypothesis fort the metabolic basis of Sporadic Alzheimer´s Disease. Journal of Alzheimer´s Disease 2008;13:241-253

8. Fife, B: Stopp Alzheimer! systemed Verlag, 2012

9. Frisardi, V et al.: Nutraceutical properties of mediterranean diet and cognitive decline: Possible underlying mechanisms. Journal of Alzheimer's Disease 2010;22:715-740

10. Gatz, M: Educating the brain to avoid dementia: Can mental exercise prevent Alzheimer´s disease? PLoS Medicine 2005;2:38-40

11. Gonder, U, Worm, N: Mehr Fett! systemed Verlag, 2010

12. Gonder U: Fett! Hirzel Verlag, 2009

13. Grotenhermen, F: Die gesundheitlichen Wirkungen von Kokosöl. Literaturauswertung, Rüthen 2012

14. Henderson, S et al.: Study of the ketogenic agent AC-1202 in mild to moderate Alzheimer´s disease: a randomized, double-blind, placebo-controlled, multiceter trial. Nutrition & Metabolism 2009;6:31

15. Henderson, ST: Ketone bodies as a therapeutic for Alzheimer´s disease. Journal of the American Society for Experimental Neurotherapeutics 2008;5:470-480

16. Huang, CB et al.: Short- and medium-chain fatty acids exhibit antimicrobial activity for oral microorganisms. Archives of Oral Biology 2011;56:650-654

17. Jedrziewski, KM et al.: Exercise and cognition: results from the National Long Term Care Survey. Alzheimer's & Dementia 2010;6:448-455

18. Kämmerer, U et al: Krebszellen lieben Zucker – Patienten brauchen Fett! systemed Verlag, 2012

19. Königs, P: Das Kokosbuch. VAK Verlag, 2010

20. Krauss, RM et al: Separate effects of reduced carbohydrate intake and weight loss on atherogenic dyslipidemia. American Journal of Clinical Nutrition 2006;83:1025-1031

21. Lutz, W: Leben ohne Brot. Gräfelfing, 1998

22. Maalouf, MA et al.: The neuroprotective properties of calorie restriction, the ketogenic diet, and ketone bodies. Brain Research Reviews 2009;59:293-315

23. Mersch, P: Wie Übergewicht entsteht… und wie man es wieder los wird. Books on Demand, 2012

24. Micha, R, Mozaffarian, D: Saturated fat and cardiometabolic risk factors, coronary heart disease, stroke, and diabetes: a fresh look at the evidence. Lipids 2010;45:893-905

25. Newport, M: Alzheimer vorbeugen und behandeln. VAK Verlag, 2012

26. Plassman, BL et al: Systematic review: Factors associated with risk for and possible prevention of cognitive decline in later life. Annals of Internal Medicine 2010;153:182-193

27. Prior, IA et al.: Cholesterol, coconuts, and the diet on Polynesian atolls: a natural experiment. The Pukapuka and Tokelau Island Studies. American Journal of Clinical Nutrition 1981;34:1552-1561

28. Reimann, EM et al.: Functional brain abnormalities in young adults at genetic risk for late-onset Alzheimer's dementia. Proceedings of the National Academy of Sciences 2004;101:284-289

29. Seneff, S et al.: Nutrition and Alzheimer´s disease: the detrimental role of a high carbohydrate diet. European Journal of Internal Medicine 2011, doi:10.1016/j.ejim.2010.12.017

30. Stolze, C: Vergiss Alzheimer! Kiepenheuer & Witsch, 2012

31. Worm, N: Syndrom X oder Ein Mammut auf den Teller! systemed Verlag, 2008

32. Worm, N: LOGI-Methode. Glücklich und schlank. systemed Verlag, 2008

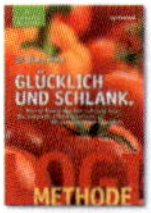

BEST-SELLER

Glücklich und schlank.
Mit viel Eiweiß und dem richtigen Fett.
Das komplette LOGI-Basiswissen.
Mit umfangreichem Rezeptteil.
Dr. Nicolai Worm
978-3-927372-26-9 **19,90 €**

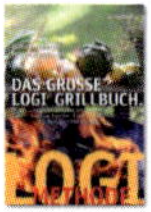

Das große LOGI-Grillbuch.
120 heiß geliebte Grillrezepte
rund um Gemüse, Fisch und Fleisch.
Ein Fest für LOGI-Freunde.
Heike Lemberger | Franca Mangiameli
978-3-942772-12-9 **19,99 €**

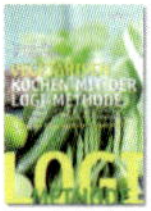

Vegetarisch kochen mit der LOGI-Methode.
LOGI ohne Fisch und Fleisch?
Na klar! 80 innovative und kreative
LOGI-Veggie-Rezepte.
Wenige Kohlenhydrate – glutenfrei!
Susanne Thiel | Dr. Nicolai Worm
978-3-927372-80-1 **19,95 €**

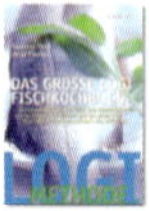

NEU

Das große LOGI-Fischkochbuch.
Köstliche Gerichte mit Fisch und Meeresfrüchten aus heimischen Gewässern und aus aller Welt.
Susanne Thiel | Anna Fischer
978-3-942772-07-5 **19,99 €**

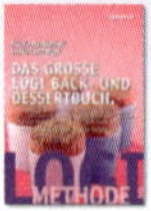

Das große LOGI-Back- und Dessertbuch.
Über 100 raffinierte Dessertrezepte,
die Sie niemals für möglich gehalten
hätten. So macht Leben nach LOGI
noch mehr Spaß!
Mit ausführlichem Stevia-Extrakapitel.
Franca Mangiameli | Heike Lemberger
978-3-927372-66-5 **19,95 €**

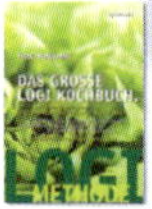

Das große LOGI-Kochbuch.
120 raffinierte Rezepte zur Ernährungsrevolution von Dr. Nicolai Worm.
Mit exklusiven LOGI-Kompositionen
der Spitzenköche Alfons Schuhbeck,
Vincent Klink, Ralf Zacherl, Christian
Henze und Andreas Gerlach.
Franca Mangiameli
978-3-927372-29-0 **19,95 €**

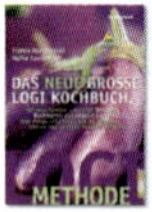

Das neue große LOGI-Kochbuch.
120 neue Rezepte – auch für Desserts,
Backwaren und vegetarische Küche.
Jede Menge LOGI-Tricks und die klügsten
Alternativen zu Pizza, Pommes und Pasta.
Franca Mangiameli | Heike Lemberger
978-3-927372-44-3 **19,95 €**

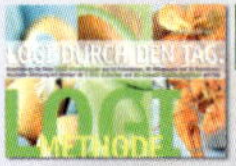

FLIP CHART TISCH AUFSTELLER

LOGI durch den Tag.
Kombinieren Sie Ihren LOGI-Abnehmplan
aus 50 Frühstücken, 50 Mittagessen
und 50 Abendessen. Maximale Sättigung
mit weniger als 1.600 Kalorien
und 80 Gramm Kohlenhydraten pro Tag!
Franca Mangiameli
978-3-927372-79-5 **29,95 €**

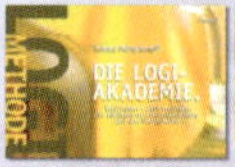

FLIP CHART TISCH AUFSTELLER

-FÜR-
FACH
KREISE

Die LOGI-Akademie.
LOGI lehren – LOGI verstehen.
Ein Leitfaden zur Patientenschulung
und zum Selbststudium.
Franca Mangiameli
978-3-927372-59-7 **48,00 €**

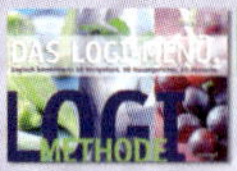

FLIP CHART TISCH AUFSTELLER

Das LOGI-Menü.
Logisch kombiniert: 50 Vorspeisen,
50 Hauptgerichte, 50 Desserts.
Franca Mangiameli
978-3-927372-60-3 **29,95 €**

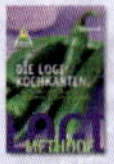

Die LOGI-Kochkarten.
Die besten LOGI-Rezepte.
Einfallsreich, einfach, preiswert.
978-3-927372-45-0 **17,95 €**

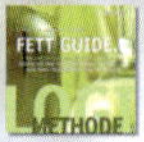

Fett Guide.
Wie viel Fett ist gesund? Welches
Fett wofür? Tabellen mit über 500
Lebensmitteln, bewertet nach ihrem
Fettgehalt und ihrer Fettqualität.
Heike Lemberger
Ulrike Gonder | Dr. Nicolai Worm
978-3-942772-09-9 **9,99 €**

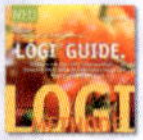

LOGI-Guide.
Tabellen mit über 500 Lebensmitteln,
bewertet nach ihrem glykämischen Index
und ihrer glykämischen Last.
Franca Mangiameli
Dr. Nicolai Worm | Andra Knauer
978-3-942772-02-0 **6,99 €**

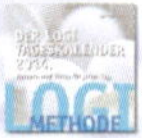

ERSCHEINT JUNI 2013
VORBESTELLBAR AB SOFORT!

Der LOGI-Tageskalender 2014.
Rezepte und Tricks für jeden Tag.
978-3-942772-58-7 **15,99 €**

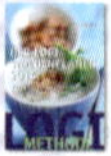

ERSCHEINT JUNI 2013
VORBESTELLBAR AB SOFORT!

Der LOGI-Wochenplaner 2014.
Woche für Woche alles LOGI!
Tipps und Tricks und Übersicht.
978-3-942772-59-4 **9,99 €**

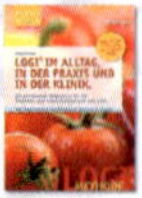

NEU

LOGI im Alltag, in der Praxis und in der Klinik.
Andra Knauer
978-3-942772-31-0 **8,99 €**

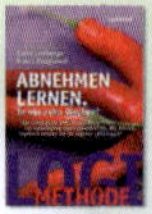

Abnehmen lernen.
In nur zehn Wochen!
Das intelligente LOGI-Power-Programm
zur dauerhaften Gewichtsreduktion.
Mit diesem Tagebuch werden Sie Ihr
eigener LOGI-Coach!
Heike Lemberger | Franca Mangiameli
978-3-927372-46-7 **18,95 €**

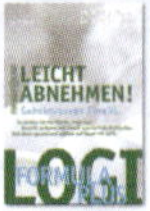

Leicht abnehmen!
Geheimrezept Eiweiß.
Gewicht verlieren mit Eiweiß und
Formula-Mahlzeiten. Und dann:
gesund und schlank auf Dauer mit LOG
Dr. Hardy Walle | Dr. Nicolai Worm
978-3-927372-39-9 **19,95**

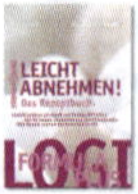

Leicht abnehmen!
Das Rezeptbuch.
Gewicht verlieren mit Eiweiß und Formu
Mahlzeiten. Und für danach: 70 einfach
und abwechslungsreiche LOGI-Rezepte
Dr. Hardy Walle
978-3-927372-40-5 **12,95**

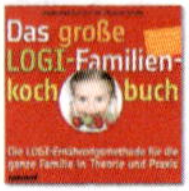

NEU

Das große LOGI-Familienkochbuch.
Die LOGI-Ernährungsmethode für die
ganze Familie in Theorie und Praxis.
Mit 100 tollen Rezepten, die auch Kinde
schmecken.
Marianne Botta | Dr. Nicolai Worm
978-3-927372-96-2 **19,99**

Mehr Infos zum Programm,
zu den Autoren und zu weiteren
Neuerscheinungen finden Sie
im Internet auf www.systemed.de.

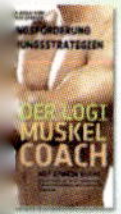

ERSCHEINT MAI 2013
VORBESTELLBAR AB SOFORT!

LOGI-Muskel-Coach.
timative Sporternährung für
elaufbau und Ausdauertraining.
rsten Albers | Dr. Nicolai Worm
Lemberger | Franca Mangiameli
-942772-13-6 **19,99 €**

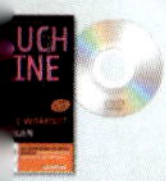

ch, Beine, Po – das
-Workout für Frauen. (DVD)
ive ausführlichem Booklet.
ias Maier | Dr. Nicolai Worm
-927372-98-6 **14,95 €**

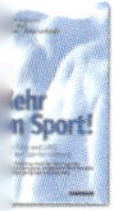

r vom Sport!
Carb und LOGI in der
ternährung.
Mitwirkung zahlreicher
nsportler: Boxweltmeister Felix
, Schwimmprofi Mark Warnecke,
athlet Danny Ecker und viele mehr.
d Opoku-Afari | Dr. Nicolai Worm
Lemberger
-927372-41-2 **19,95 €**

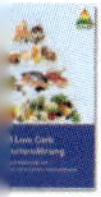

FÜR FACH KREISE

und Low Carb
r Sporternährung.
nischer Index und glykämische
Einfluss auf Gesundheit
rperliche Leistungsfähigkeit.
inzhausen
-927372-30-6 **24,90 €**

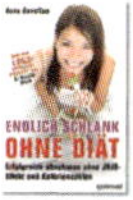

Endlich schlank ohne Diät
Erfolgreich abnehmen ohne JOJO-Effekt und Kalorienzählen - nach dem LOGI-Erfolgsprinzip von Dr. Nicolai Worm.
Anna Cavelius
978-3-942772-10-5 **9,99 €**

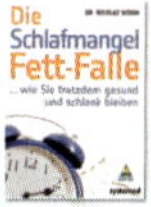

Die Schlafmangel-Fett-Falle.
Schlechter Schlaf macht dick und krank. Wie Sie trotzdem gesund und schlank bleiben.
Dr. Nicolai Worm
978-3-927372-94-8 **14,95 €**

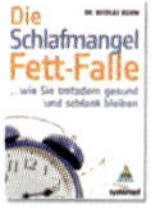

Die Schlafmangel-Fett-Falle.
Schlechter Schlaf macht dick und krank. Wie Sie trotzdem gesund und schlank bleiben.
Dr. Nicolai Worm
978-3-927372-94-8 **14,95 €**

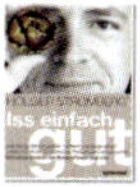

ERSCHEINT APRIL 2013
VORBESTELLBAR AB SOFORT!

Iss einfach gut.
Das Prinzip Nahrungskette – einfach und pragmatisch erklärt vom Koch der deutschen Fußballnationalmannschaft.
Holger Stromberg
978-3-942772-28-0 **18,99 €**
auch erhältlich in Luxusausführung (mit Poster, mit Moleskine Gummi und Kalender als Poster)
978-3-942772-50-1 **24,99 €**

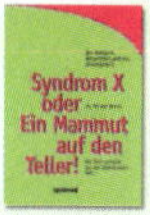

Syndrom X oder
Ein Mammut auf den Teller!
Mit Steinzeitdiät aus der Wohlstandsfalle.
Dr. Nicolai Worm
978-3-927372-23-8 **19,90 €**

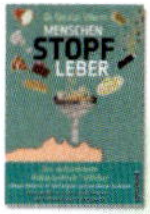

ERSCHEINT MAI 2013
VORBESTELLBAR AB SOFORT!

Menschenstopfleber.
Die verharmloste Volkskrankheit Fettleber.
Dr. Nicolai Worm
978-3-927372-78-8 **19,99 €**

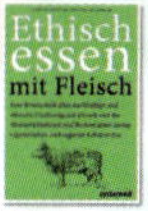

ERSCHEINT MAI 2013
VORBESTELLBAR AB SOFORT!

Ethisch Essen mit Fleisch.
Eine Streitschrift über nachhaltige und ethische Ernährung mit Fleisch und die Missverständnisse und Risiken einer streng vegetarischen und veganen Lebensweise.
Lierre Keith | Ulrike Gonder
978-3-927372-87-0 **14,99 €**

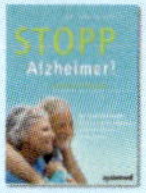

NEU

Stopp Alzheimer!
Wie Demenz vermieden und behandelt werden kann.
Dr. Bruce Fife
978-3-942772-26-6 **24,99 €**

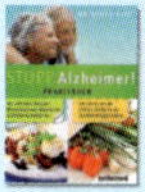

NEU

Stopp Alzheimer!
Praxisbuch.
Wie Demenz vermieden und behandelt werden kann.
Dr. Bruce Fife
978-3-942772-27-3 **12,99 €**

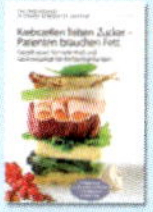

NEU

Krebszellen lieben Zucker – Patienten brauchen Fett.
Gezielt essen für mehr Kraft und Lebensqualität bei Krebserkrankungen.
Prof. Ulrike Kämmerer
Dr. Christina Schlatterer | Dr. Gerd Knoll
978-3-927372-90-0 **24,99 €**

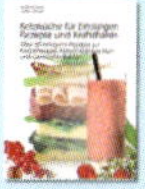

ERSCHEINT JUNI 2013
VORBESTELLBAR AB SOFORT!

Ketoküche für Einsteiger: Rezepte und Kraftshakes.
Über 50 ketogene Rezepte zur Krebstherapie, Alzheimerprävention und Gewichtsreduktion.
Ulrike Gonder | Andra Knauer
978-3-942772-42-6 **12,99 €**

Das neue Ernährungsthema im systemed Verlag: Gezielt essen bei Krebserkrankungen mit ketogener Ernährung.

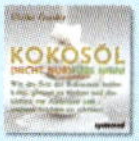

ERSCHEINT MÄRZ 2013
VORBESTELLBAR AB SOFORT!

Kokosöl (nicht nur) fürs Hirn!
Wie das Fett der Kokosnuss helfen kann, gesund zu bleiben und das Gehirn vor Alzheimer und anderen Schäden zu schützen
Ulrike Gonder
978-3-942772-38-9 **5,99 €**

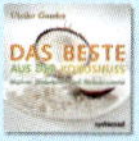

ERSCHEINT MÄRZ 2013
VORBESTELLBAR AB SOFORT!

Das Beste aus der Kokosnuss.
Natives Biokokosöl und Biokokosmehl.
Ulrike Gonder
978-3-942772-56-3 **4,99 €**

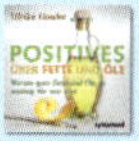

ERSCHEINT MÄRZ 2013
VORBESTELLBAR AB SOFORT!

Positives über Fette und Öle.
Warum gute Fette und Öle so wichtig für uns sind.
Ulrike Gonder
978-3-942772-57-0 **4,99 €**
Alle 3 Broschüren im Paket
978-3-942772-55-6 **12,00 €**

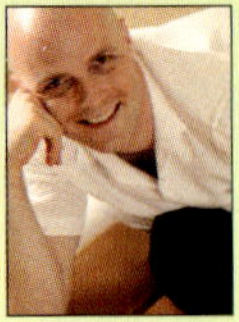

Trendthema Yoga im systemed Verlag: auch mit wenig Zeit zum perfekten Übungsergebnis. Mit Brahmadev Marcel Anders-Hoepgen.

Brahmadev Marcel Anders-Hoepgen praktiziert Yoga und Meditationstechniken schon seit früher Kindheit. Nach dem Studium der Musik konzertierte er viele Jahre als klassischer Gitarrist. Yoga und Meditation halfen ihm sehr bei dem Umgang mit Stress und Lampenfieber. Sein Verlangen, diese Lehre in ihrer Tiefe zu ergründen wurde so groß, dass er seinen Beruf als Musiker aufgab und der Einladung seines Gurus Shri Yogi Hari folgte, bei ihm zu leben und zu lernen.

Seitdem widmet er sein ganzes Leben dem Yoga. 2004 verlieh ihm Shri Yogi Hari den Titel »Sampoorna Yoga Meister«.

Brahmadev Marcel Anders-Hoepgen aus der Schule Shri Yogi Haris ist eine der einflussreichsten Persönlichkeiten im Sampoorna Hatha Yoga. Im systemed Verlag erscheint ein breites Spektrum seiner Lehrmaterialien in Buchform, auf DVD und auf CD.

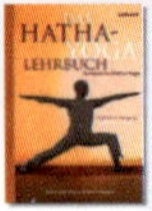

Das Hatha Yoga Lehrbuch.
Sampoorna Hatha Yoga, Perfektion in Bewegung. Die 150 schönsten Übungen.
Marcel Anders-Hoepgen
978-3-927372-53-5 **29,95 €**

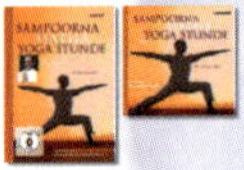

- **Sampoorna Hatha Yoga Stunde** (DVD)
  978-3-927372-64-1 **17,95 €**
- **Sampoorna Hatha Yoga Stunde** (CD)
  978-3-927372-65-8 **14,95 €**

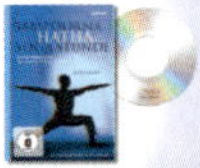

- **Sampoorna Hatha Yoga Stunde Stufe 2** (DVD)
  978-3-942772-04-4 **17,95 €**

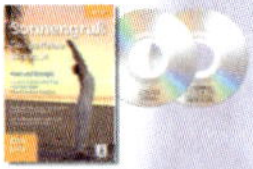

- **Sonnengruß, Teil 1** (DVD + CD)
  Das perfekte Workout
  978-3-927372-77-1 **16,95 €**

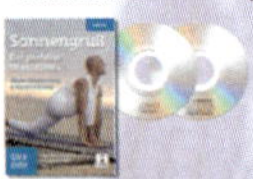

- **Sonnengruß, Teil 2** (DVD + CD)
  Der perfekte Stressabbau
  978-3-927372-97-9 **16,95 €**

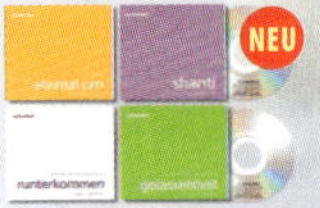

Nada-Yoga-Musik-Reihe

- **Shanti** (CD)
  978-3-942772-29-7 **12,99 €**
- **Gelassenheit** (CD)
  978-3-942772-15-0 **12,99 €**
- **Eternal OM** (CD)
  978-3-942772-16-7 **12,99 €**
- **Runterkommen** (CD)
  978-3-942772-17-4 **12,99 €**

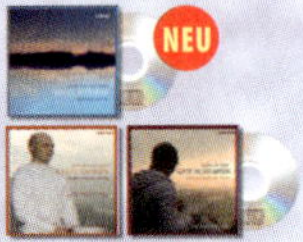

- **Besser schlafen.** (CD)
  Entspannung für die Nacht.
  978-3-942772-25-9 **12,99 €**
- **Gut schlafen.** (CD)
  Entspannung für die Nacht.
  978-3-927372-62-7 **9,95 €**
- **Kraft tanken.** (CD)
  Entspannung für den Tag.
  978-3-927372-61-0 **9,95 €**

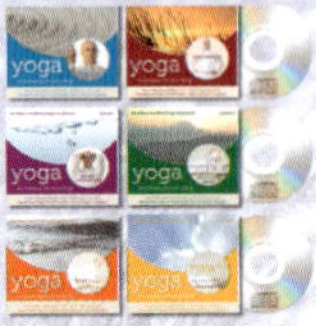

- **Augenentspannung** (CD)
  978-3-927372-71-9 **8,95 €**
- **Gleichgewicht** (CD)
  978-3-927372-72-6 **8,95 €**
- **Nackenentspannung** (CD)
  978-3-927372-70-2 **8,95 €**
- **Oberen Rücken stärken** (CD)
  978-3-927372-73-3 **8,95 €**
- **Unteren Rücken stärken** (CD)
  978-3-927372-74-0 **8,95 €**
- **Bauchmuskulatur stärken** (CD)
  978-3-927372-75-7 **8,95 €**

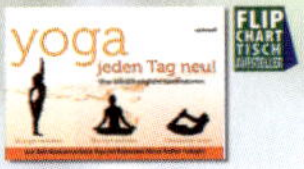

Yoga: Jeden Tag neu!
Über 100.000 mögliche Kombinationen für Übungseinheiten à 5 bis 10 Minuten.
Marcel Anders-Hoepgen
978-3-927372-69-6 **28,00 €**

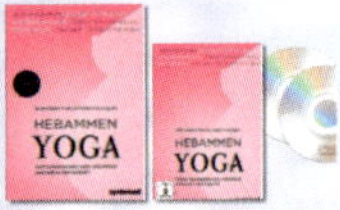

Hebammen Yoga
Übungen zur Geburtsvorbereitung und Rückbildung. ***Inkl. Mantra-Audio-CD.***
Marcel Anders-Hoepgen
978-3-927372-99-3 **19,99 €**

- **Hebammen Yoga** (Doppel-DVD)
  Übungen zur Geburtsvorbereitung und Rückbildung.
  978-3-942772-03-7 **16,95 €**

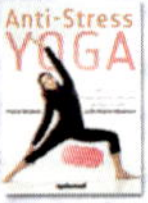

ERSCHEINT MAI 2013
VORBESTELLBAR AB SOFORT!

Anti-Stress-Yoga.
Mit Yoga und Ernährung zurück in die Life-Work-Balance.
Petra Orzech
978-3-942772-46-4 **19,99 €**

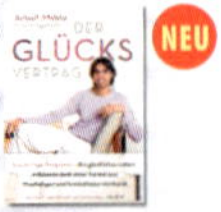

Der Glücksvertrag
Das 21-Tage-Programm. Ein glückliches Leben in Balance dank einer Formel aus Psychologie und fernöstlicher Heilkunst. ***Inklusive DVD.***
Ashish Mehta | Gela Brüggemann
978-3-942772-14-3 **19,99 €**

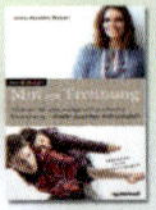

ERSCHEINT APRIL 2013
VORBESTELLBA
AB SOFORT!

Mut zur Trennung.
Plädoyer für eine mutige und produktive Entscheidung – Kinder brauchen Aufrichtigkeit.
Jutta Martha Beiner
978-3-942772-47-1 **15,9**

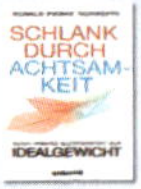

Schlank durch Achtsamkei
Durch inneres Gleichgewicht zum Idealgewicht
Ronald Pierre Schweppe
978-3-942772-00-6 **14,95**

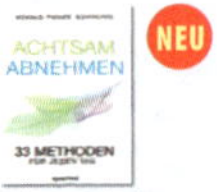

Achtsam abnehmen – 33 Methoden für jeden Tag
Ronald Pierre Schweppe
978-3-942772-30-3 **12,9**

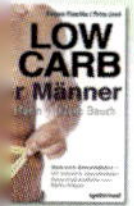

ERSCHEINT APRIL 2013
VORBESTELLBAR AB SOFORT!

w-Carb für Männer.
Mann – (k)ein Bauch.
t noch übersichtlicher – mit komplett
rarbeiteter Kohlenhydrattabelle
Nachschlagen.
bara Plaschka | Petra Linné
-3-942772-52-5 **15,99 €**

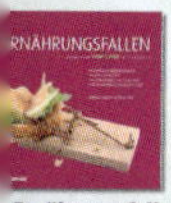

Ernährungsfallen
und wie sie mit Low-Carb
vermeiden sind.
n typischen Alltagssituationen
ür Büro und Freizeit
nit Einkaufsführer im Supermarkt
mit ausführlichem Restaurant-Guide
bara Plaschka | Petra Linné
-3-927372-55-9 **15,95 €**

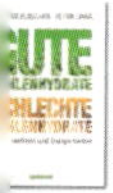

te Kohlenhyrate –
lechte Kohlenhydrate
nde verlieren und Energie tanken
bara Plaschka | Petra Linné
-3-927372-81-8 **12,95 €**

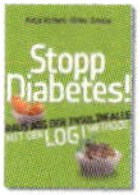

Stopp Diabetes!
Raus aus der Insulinfalle dank
der LOGI-Methode.
Katja Richert | Ulrike Gonder
978-3-927372-56-6 **16,95 €**

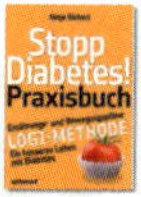

NEU

Stopp Diabetes!
Praxisbuch.
Ernährungs- und Bewegungspläne.
LOGI-Methode.
Ein besseres Leben mit Diabetes.
Katja Richert
978-3-942772-08-2 **16,99 €**

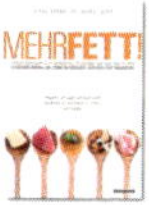

Mehr Fett!
Warum wir mehr Fett brauchen, um
gesund und schlank zu sein.
Ulrike Gonder | Dr. Nicolai Worm
978-3-927372-54-2 **19,95 €**

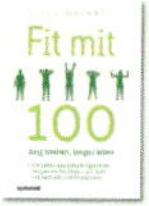

Fit mit 100
Jung bleiben, länger leben
- Ein Leben lang schlank & glücklich
- Programme für Körper und Seele
- 100 wertvolle Ernährungstipps

Klaus Oberbeil
978-3-927372-93-1 **14,99 €**

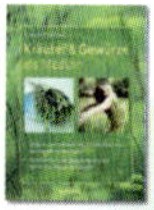

Kräuter & Gewürze als Medizin
- Gesund und schlank mit Vitalkräften aus der Apotheke der Natur.

Klaus Oberbeil
978-3-927372-92-4 **19,95 €**

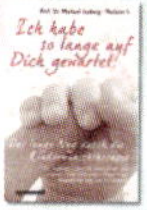

NEU

Ich habe so lange
auf Dich gewartet!
Der lange Weg durch die Kinderwunsch-
therapie. Ein Tagebuch – ärztlich
kommentiert und ergänzt – über
Hoffnungen, Misserfolge, Wegbegleiter
und das Wunschkind.
Prof. Dr. Michael Ludwig | Maileen L.
978-3-942772-11-2 **15,99 €**

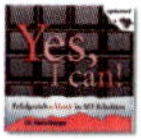

Yes, I can!
Erfolgreich schlank in 365 Schritten.
Dr. Ilona Bürgel
978-3-927372-51-1 **15,00 €**

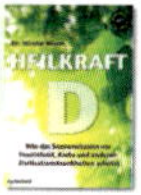

BEST-SELLER

Heilkraft D.
Wie das Sonnenvitamin vor Herz-
infarkt, Krebs und anderen Zivilisations-
krankheiten schützt.
Dr. Nicolai Worm
978-3-927372-47-4 **15,95 €**

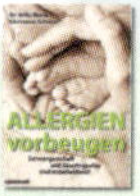

Allergien vorbeugen.
Schwangerschaft und Säuglingsalter
sind entscheidend!
Dr. Imke Reese | Christiane Schäfer
978-3-927372-50-4 **14,95 €**

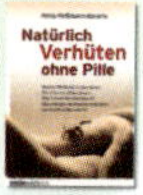

Natürlich verhüten ohne Pille.
Welche Methode ist die beste?
Alle sicheren Alternativen. Was tun bei
Kinderwunsch? Wie man die natürlichen
Techniken rasch und sicher erlernt.
Anita Heßmann-Kosaris
978-3-927372-63-4 **14,95 €**

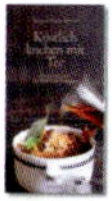

Köstlich kochen mit Tee.
Einfache und inspirierende Rezepte.
Tanja und Harry Bischof
978-3-927372-67-2 **18,95 €**

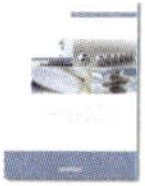

Andullation
Quelle der Gesundheit
Einfache Wege gesund zu werden
und zu bleiben
Birgit Frohn | Prof. Dr. Roland Stutz
978-3-942772-20-4 **18,99 €**

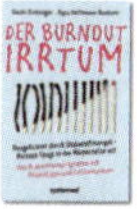

Der Burnout-Irrtum
Ausgebrannt durch Vitalstoffmangel –
Burnout fängt in der Körperzelle an!
Das Präventionsprogramm mit
Praxistipps und Fallbeispielen.
Uschi Eichinger | Kyra Hoffmann-Nachum
978-3-942772-06-8 **19,99 €**

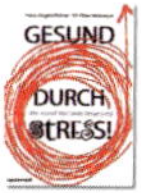

Gesund durch Stress!
Wer reizvoll lebt, bleibt länger jung!
Hans-Jürgen Richter | Dr. Peter Heilmeyer
978-3-927372-42-9 **15,95 €**

roris Taschenbücher

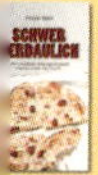

ERSCHEINT APRIL 2013
VORBESTELLBAR AB SOFORT!

wer verdaulich.
uns die Ernährungsindustrie
tet und krank macht.
e Weill
3-942772-40-2 **12,95 €**

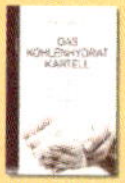

ERSCHEINT APRIL 2013
VORBESTELLBAR AB SOFORT!

Das Kohlenhydratkartell.
Über die Diätkatastrophe, die finsteren
Machenschaften der Zuckerlobby und
Wege aus dem Diätendschungel..
Clifford Opoku-Afari
978-3-942772-39-6 **12,95 €**

systemed Verlag
Kastanienstraße 10
D-44534 Lünen
Telefon: 02306 63934
Fax: 02306 61460
faltin@systemed.de

systemed verlag

Redaktion: systemed Verlag, Lünen
Text: Ulrike Gonder, Hünstetten
Umschlaggestaltung: Hauptmann & Kompanie, Zürich
Buchsatz: A flock of sheep, Lübeck
Fotografie: Studio L'Eveque, München
Druck: Himmer AG, Augsburg
ISBN: 978-3-942772-60-0

1. Auflage

Wichtige Hinweise / Haftungsausschluss. Die Aussagen und Ratschläge in dieser Publikation wurden von der Autorin und dem Herausgeber nach bestem Wissen erarbeitet und mit größtmöglicher Sorgfalt geprüft. Sie bieten jedoch keinen Ersatz für medizinischen Rat und die Diagnostik oder Therapie von Gesundheitsstörungen. Für etwaige fehlerhafte Angaben und deren Folgen können die Autorin, der Herausgeber sowie deren Beauftragte keinerlei Verpflichtung und Haftung übernehmen. Alle Zahlenangaben in dieser Publikation sind gerundete Näherungswerte, da die Bestandteile von Lebensmitteln natürlichen Schwankungen unterliegen und von Herkunft, klimatischen Einflüssen, Bodenverhältnissen sowie von Anbau- und Verarbeitungsverfahren beeinflusst werden.

systemed
verlag